A Practical Guide to Complex PTSD

Compassionate Strategies to Begin Healing from Childhood Trauma

複雑性PTSDの
理解と回復

子ども時代のトラウマを癒す
コンパッションとセルフケア

Arielle Schwartz

アリエル・シュワルツ 著　野坂祐子 訳

子どもの頃に虐待やネグレクトを受けた方々とその回復
の道を共に歩む支援者に本書を捧げます。
　本書で紹介した言葉と実践が、みなさんの指針となり、
希望をもたらしますように。

A Practical Guide to Complex PTSD:
Compassionate Strategies to Begin Healing from Childhood Trauma
by Arielle Schwartz, PhD.

Japanese translation rights arranged with CALLISTO MEDIA, INC.
through Japan UNI Agency, Inc., Tokyo

はじめに

　子どもの誕生を思い描くとき、だれでも安全な世界を想像するものです。優しさや愛情を込めた世話で満たされた家庭を思い浮かべることでしょう。完璧な家庭ではないかもしれませんが、子どもが好奇心と喜びを持って学び、成長していくのが家庭という場なのです。子ども時代のトラウマは、この暗黙の約束を裏切るものです。

　複雑性PTSD（心的外傷後ストレス障害：以下、C-PTSDとします）は、今なお続いている、もしくは過去に繰り返されていたトラウマティックなできごとによって生じるものです。小児期トラウマとは、そうしたできごとが人生の早期に起きたものであり、予測不可能で、混沌とした、おそろしいものだったりします。親や養育者から、繰り返し虐待やネグレクトを受けたり、見捨てられたりした人もいるでしょう。あるいは、トラウマティックなできごとを何度も目にしてきた人もいるかもしれません。C-PTSDの“Complex（複雑性）”というのは、幼い時期にトラウマが起きたり、情緒の発達に影響を与えるくらい頻繁にトラウマが繰り返されたりしたことを意味します。

　本書を読んでいる人のなかには、配偶者や養育者、友人、セラピストといった立場で、小児期トラウマを負った人をサポートしようとしている人もいるでしょう。そうした人にとっても、この本は癒しの旅のガイドとして役立つはずです。

　本書は、小児期トラウマからの回復のために、コンパッション（思いやり）のあるサポートを提供するものです。暗闇を照らし、絶望のなかでも希望を与えてくれるランタンのようなものだとイメージしてください。小児期トラウマとC-PTSDの治療を専門とする心理学者として、

3

回復への道を歩むには勇気がいるものだとわかっています。また、これまでの治療の経験から、癒しは可能だということも。わたし自身、小児期トラウマの癒しの旅のなかで、PTSD治療に特化したセラピーを実践するようになりました。実践してすぐにわかったのは、クライエントがたったひとつのトラウマをかかえてセラピーを受けに来るなんてまずないこと、そして、治療の効果はすぐには表れにくいということでした。こうしたクライエントの多くは、誤った診断を下され、セラピーに不満を感じていて、治療について既成概念にとらわれない考えを持つセラピストを求めていました。わたしは20年以上にわたり、複雑性トラウマの回復にもっとも効果的な治療的介入を探り続けてきました。

　本書で紹介する実践方法は、トラウマからの回復にすぐれた効果のある治療的介入から抜粋したものです。ここに挙げた方法なら、感情に圧倒されて、気持ちがあふれてしまうようなことはなく、痛みを伴う過去の傷に対処しながら、心身の健康を改善していくスキルが身につけられます。みなさんが、新たな自由の感覚をつかめるようになることを願っています。過去のトラウマティックなできごとが、意味のある満足した人生を生きるあなたの力を妨げる必要はもはやないのです。

　この本の活用方法はいくつかあります。癒しのプロセスを知るために、ひとりで読んでもかまいません。ですが、小児期トラウマから自分自身を取り戻すという難しい作業をしていくには、あなたを気遣ってくれるトラウマに詳しいセラピストと一緒に取り組み、あなたのなかの愛されない、傷ついた、恥ずべき、価値がないと感じている部分を十分に受け入れてもらえると、癒しの作業の効果はもっとも高まるでしょう。思いやりのある支援者と一緒に、この癒しの道を歩むことができるといいですね。

　ここに書かれているアドバイスは、セラピーの合間のサポートとしても役立ちますし、愛情やコンパッションを持って自分自身に向き合おう

とするあなたの力に安全感を与えるものです。ですが、C-PTSDからの回復は、短期的なセラピーで達成できるものではないことを覚えておいてください。治療さえすればすぐに治るだろうと期待すると、おそらく失望してしまうはずです。くれぐれも、治癒には時間がかかることを心に留めておくように。自分自身に辛抱強くなること、あるいは、あなたが支援者ならば、サポートやアドバイスを求めてくる相手に根気よく接することが大切です。

　パートナーや思いやりのある友人と一緒に、本書を読んでもかまいません。自分の経験をほかの人に話すときは、批判せずに話を聴いてくれて、ほかと比べずにあなたの人生経験をよく理解しようとしてくれる人を探すのが賢明です。心に響いた文章を声に出して読んでみてもよいですし、自分が感じたことを書き留めてから、それを読み上げてもかまいません。自分の経験をだれかに話したくなったら、ほかの人に知られたらどんなふうに感じるか、じっくり考えてみましょう。本書を通して、私はあなたが自分の身体と感情に気づいたり、感じたりできるように、ゆっくり進めながらガイドしていきます。覚えておいてほしいのは、いつ、どのくらい、だれと、あなたの内なる世界にある神聖な真実を話すかは、あなた自身が選択できるということです。

　内容を整理しながら、自分のものにできるくらいのペースで読み進めていくことをお勧めします。すべての章に、C-PTSDをかかえる人の体験談が載っています。クライエントの話は、当事者のプライバシーと匿名性を守るために、個人情報を修正していくつかの実例を組み合わせたものです。これらの話は、あなたの過去と似ていたり、つながりを感じたりするかもしれませんし、読んでつらい気持ちになることもあるでしょう。落ち着かなくなったり、不調の引き金になりそうだと思ったりしたら、つまり、感情が高ぶって圧倒されそうになったらいつでも、いったん止まって、自分の状態を考えるための信号だと捉えてみましょう。

不快感を押しのけるのではなく、自分が何かに反応したことに好奇心を持ってもらえたらと思います。読み始める前に、自分が支えられていると感じるにはどうしたらよいか、自分自身に問いかけてみてください。

　本書では、C-PTSDとは何か、どんな症状があるのか、何がきっかけで症状が引き起こされるのかを見ながら、C-PTSDについて理解を深めていきます。各章では、回避型、侵襲型、抑うつ型など、よくあるタイプの症状を取り上げます。感情調整の課題や対人関係の問題に取り組むうえで重要なスキルを紹介します。また、C-PTSDが意識を乗っ取るような状態から自己価値の感覚を損なうことまで、日常生活に支障をきたすような一般的な影響についても理解していきます。どの章でも、トラウマに対処し、自分の人生を取り戻すために使える実用的な方法や技法と、さまざまな人のストーリーを紹介しています。

　具体的な癒しの方法を探しているなら、本書の目次に戻って興味のあるところを読んでみてください。ここに書かれている対処法は、いつでもやってみることができます。

　C-PTSDは、子ども時代に経験したあらゆるトラウマによって生じるものです。そのなかには、紛争や暴力を体験したり、人身売買や児童労働搾取を見たり経験したりするような地域で育つことも含まれるのは大事な点です。本書で紹介する癒しの方法は、どんなトラウマをかかえているとしても役立つものですが、なかでも、両親、養育者、家族、コミュニティの身近な人から受けた小児期トラウマに焦点をあてています。

　癒しのプロセスは、急いで進められるものではありません。これは重要なことなので、ぜひ覚えておいてください。人間の脳が完全に形成されるまでには約20年かかり、子どもがおとなになり、複雑な状況を乗り越えるための社会性と情緒的な知性を身につけるためには、何年もの時間をかけて丁寧に育んでいかなければなりません。人生が始まったばかりの小児期は、大切な人との葛藤や喪失への対処といった人生の避け

られない課題に備えるための準備期間なのです。それなのに、その時期にトラウマをかかえて成長すると、ネグレクトや虐待によって生じた溝を埋めなければならず、それに時間をとられてしまいます。小児期トラウマから人生を取り戻すには、自分自身に向き合う癒しのプロセスに時間をかけて取り組んでいく必要があると覚えておきましょう。今ある症状は、長期にわたるトラウマティックな傷つきによってもたらされたものなのです。治癒までのスケジュールを現実的に考えていきましょう。

　いつかきっと、安全感を取り戻すことができるはずです。成長の一歩一歩が、あなたの身体、心、魂をのびやかにしていきます。最初のうちは、足元がぐらつく感じがしたり、危険に思えたりするかもしれません。ちょうど歩くことを学び始めた子どものように、新たな領域を探索するのをためらうこともあるでしょう。でも、励ましがあれば、何度でも立ち上がることができます。練習を重ねることで、ポジティブな考えかたを持ち続けられるようになり、将来に希望を持てるようになるはずです。こうして苦労しながら身につけた洞察力やエンパワメントの経験は、だれもあなたから奪うことができないと覚えておいてください。やがて成長の転機を迎えたときには、子ども時代の傷にまつわる恥や重荷とは無縁になっているはずです。あなたがあなたであることは、それだけですばらしいという揺るぎない確信を持ち、あなたもそれに値するというだけでなく、すべての人間にとってそれは生まれながらの権利だと思えるようになることで、あなたは痛みを手放すことができるのです。

複雑性PTSDの理解と回復｜目次

第1章

複雑性PTSDの理解

小児期トラウマは、身体と心に深刻な影響を与え、その影響は成人期まで続きます。トラウマを体験したサバイバーとして、自分がキズモノであるとか、自分は愛されないとか、だれも信じられないといった信念を持っている人もいるかもしれません。恥の気持ちをいだいていたり、自分なんて価値がないとか自分は無力だと思っていたりすることもあるでしょう。不安でいっぱいだったり、この世に自分の居場所はないと思い込んでいたりするかもしれませんね。こうした思考や感情によって、他者から拒絶されたり傷つけられたりするのを避けるために、あらゆる関係性から身を引こうとするようになるかもしれません。あるいは、自分自身を痛みから切り離したり、自分を麻痺させたりするために、食べ物、アルコール、薬物などを使うかもしれません。もし、こうした症状にあてはまるなら、あなたはひとりぼっちではないと気づくことが大切です。複雑性PTSD（C-PTSD）のつらい感情は、過去の名残なのです。重要なのは、あなたはC-PTSDを癒すことが**できる**ということです。

子ども時代のトラウマを生き抜く

　複雑性トラウマは、幼児期に起こるものがほとんどです。幼い子どもは、安心やつながり、平穏さを感じるために、何もかも養育者に依存しています。何をされるか予測がつかず、虐待的だったり、面倒をみてくれなかったりする親の元で育つことは、子どもの神経系の発達を脆弱にします。これが、おとなになってからも続く情緒的・生理的苦痛のパターンにつながる可能性があります。身体的虐待や性的虐待の記憶は、強い感情を呼び起こし、言葉にするのが難しく、自分でも理解できない身体感覚を呼び起こすことがあります。たとえば、はっきりしたものではなくても、疑心暗鬼に陥ってしまうような記憶のある人もいるでしょ

う。トラウマになるようなできごとが癒されないままだと、こうしたできごとが、反復記憶、フラッシュバック、悪夢、または現在の生活や関係性に侵入してくる不穏な感情として、心のなかで何度も再生されることがよくあります。さらに、おとなになってから自分自身をケアする力は、子どもの頃にどれだけ自分がケアされたかを反映していることが多いのです。

　C-PTSDからの回復には、多くの場合、あるがままのあなたを十分に受け入れ、他者への信頼を取り戻す手助けをしてくれるセラピストとの良好な関係性が欠かせません。ですが、ひとりでできることもたくさんあります。本書で紹介する癒しの方法は、不安、無力感、恥の気持ちを軽減するために考えられたものです。きっと、あなたはコンパッション（思いやり）のある寛容な態度で、自分自身を批判せずに受け入れる力を発揮できるようになるでしょう。それによって、サバイバーとしてのあなたが力強く成長するという何より重要な変化が起こるはずです。小児期トラウマの苦しみから、自分の人生を取り戻すことが**できる**のです。

イザベラの話

「だれかを愛することなんてできない」

　イザベラは、感情が切り離され、気持ちをシャットダウンさせたような状態でセラピーに来ました。彼女は、だれとも目を合わせられません。ソファーに倒れ込むと、彼女は「何も感じない」と言いました。これまでのセラピーから、そうした言いかたは彼女が感情や感覚を切り離して解離していることを表しているとわかりました。「感じないことで、痛みから自分を守っているのね？」と伝えると、彼女は頷きました。

　わたしたちはゆっくりと、解離のトリガー（引き金）になったかもし

れないできごとがなかったか話し合いました。やりとりのあと、イザベラは肩をすくめて「夫とケンカしたの」と言いました。わたしは、そのケンカについて詳しく話してもらうために、彼女がそのとき感じていたことをじっくり聴いていきました。

「ひどかったの、2人ともすごく怒ってしまって。お互いに言わなきゃいいことまで言っちゃったんです。今度こそ、彼は本当にわたしと別れようとしているはず。トラウマをかかえているわたしには、荷が重すぎるのよ。だれかを愛することなんてできないの！」最初は恥の気持ちから口に出せずにいた彼女ですが、夫との口論の後、苦痛に対処するすべがなく、お酒を数杯飲んだことを打ち明けました。その翌日、彼女はぼんやりと疲れたまま目を覚ましました。何も感じられなくなった状態で。

イザベラは母親から拒絶され、父親に捨てられて育ったと言います。わたしたちは、夫とのケンカについて話しながら、彼女が幼いときに見捨てられた体験と夫が彼女の元を去っていくことへの恐怖をつなげて考えました。一緒に、初めてつながりを失ったと感じた彼女のなかの子どもの部分に目を向けました。彼女が重荷として感じていた気持ちを受け止め、今ここでの体験を感じられるようにしたのです。

数分で「感じない」状態がおさまり、イザベラは悲しみを感じながらも、ほっとした気持ちになっていました。彼女はオフィスを見回し、そして、わたしと目を合わせたのです。彼女は、自分自身とのつながりが感じられるようになったと言いました。あのケンカ以降、夫との関係はどうかと尋ねると、彼女はこう答えました。「彼は本当にわたしによくしてくれていたのに、わたしのほうが彼を避けてしまっていたんです。ケンカを引きずっていたのもわたし。解離を起こしたときも、彼を部屋から締め出してしまいました。今はそんなことをせずにすんでいます」

C-PTSDとは何か

　ほとんどの人が、人生のどこかの時点で少なくとも1回は、強いスト
レスやトラウマになるようなできごとを経験するものです。大切な人の
予期せぬ喪失、生命が脅かされるような事故、暴力行為、自然災害など
です。このようなできごとのあとに、おそれを感じたり、震えたり、
混乱したり、悲しんだり、怒りを覚えたりするのはごくふつうのこと
です。理想的には、思いやりのある家族、パートナー、友人、専門家、
コミュニティの人々の支援を得ることで、こうした感情を乗り越えるこ
とができます。しかし、身の危険を感じる体験やおそろしいできごとに
対処するすべがなければ、トラウマに対する心理的・生理的反応が持続
し、心的外傷後ストレス障害（PTSD）になる可能性があります。

　PTSDには3つのメインカテゴリーがあります。再体験、回避、何も
かも危険に感じることです。**再体験**症状は、侵入的な記憶やフラッシュ
バック、強い感情や感覚が伴う悪夢といったものです。**回避**症状は、ト
ラウマになったできごとに関連する場所や活動、人物を避けることで
す。過去のことを考えないようにするために、お酒の飲み過ぎや薬物
使用といった依存的な行動をとることもあります。危険の感覚の**蔓延**と
は、実際には安全であっても身の危険を感じ続けることです。これは
「過覚醒」とも呼ばれ、ちょっとしたことでビクッとしたり、警戒心が
高まりリラックスできなくなったりします。

　一方、複雑性PTSD（C-PTSD）は、できごとが繰り返されたり、長く
続いたりした結果として起こるものです。C-PTSDは人生のどの時点
でも生じる可能性がありますが、本書では、恐怖、混沌、拒絶、見捨て
られるといった環境で育つという小児期トラウマに焦点をあてていま
す。この本を読んでいる人は、虐待やネグレクト、DV（ドメスティック

バイオレンス）にさらされた経験があるかもしれないし、きょうだいからの暴力やだれも守ってくれなかった過酷ないじめを経験したかもしれません。多くの場合、C-PTSDは身の危険を感じるできごとが避けられないものだったときに生じますが、慢性的に拒絶されたり、長期にわたってひとりきりで放置されたりして、ずっと情緒的ネグレクトを受けていたときにも起こります。愛情深い養育者による世話が受けられないというのは、危険な状況や人物から守ってもらえないことにつながります。

　WHO（世界保健機関）による国際疾病分類（ICD-11）によると、C-PTSDの診断にはPTSD症状に加え、さらに3つの症状のカテゴリーがあります。情動調整の困難さ、自尊心の低下、対人関係の問題です。C-PTSDは、侵入的なフラッシュバック、パニック、激しい怒り、衰弱するほどの絶望感、慢性的な恥の感情、厳しく容赦のない「内なる批判者」、そして他者への信頼感の欠如と関連しています。

　C-PTSD症状についてもっとも重要なのは、それらは**学習された**行動であり、練習によって手放せるものだということです。小児期トラウマは**関係性**トラウマであり、その傷は他者との関わりかたに表われます。新たな学習や成長のためには、セラピーによるサポートを受けるのが最善であることが多いでしょう。セラピストとの治療関係のなかで、新しい健康的な対処法を構築しながら、修復的な関係性を経験することができるからです。

アタッチメント理論

　誕生から3歳までは、アタッチメントが発達する段階です。この時期に、人は世界や他者との関わりかたを学びます。健康的な対人関係スキルを身につけるには、親やそのほかの主たる養育者との関係性において安全と安心を感じられなければなりません。これによって、おとなとし

て意味のあるしっかりした関係性を続ける力の基盤となる健康的な自己感覚が養われます。

　子どもはこうした対人関係を経験しながら、生まれつきの気質や養育者との過ごしかたに根差したアタッチメントスタイルを発達させていきます。もう少し詳しく見てみましょう。

　安全なアタッチメント：主たる養育者が予測可能で一貫した態度を示し、信頼できる場合のアタッチメントスタイルです。両親は完璧である必要はありませんし、ときには親と離れたり、うまくいかなかったりするのは、当然起こりうることです。でも、「ほどよい」親は、子どもと離れた時間を修復する機会を持ち、子どものストレス対処力を高めてくれます。親との安全なつながりを感じている子どもは、親を自分をなぐさめてくれる対象とみなし、家は安全な場所だと思えているので、快適に探検したり、学んだり、遊んだりすることができます。おとなになると、この安全感は、避けて通れない葛藤をうまく処理しながら、他者とよい関係を築く力につながります。

　不安定でアンビバレント（両価的）なアタッチメント：主要な養育者が一貫しておらず、どうふるまうか予想できない場合のアタッチメントスタイルです。子どもが世話されていると感じるときもあれば、どなられたり、子どものニーズが拒否されたりすることもたびたびあります。親を求めても、必ずしも愛情を持って自分を世話してくれる親がいるかどうか信用できないという矛盾したメッセージは、子どもに疑念をいだかせるものです。不安定でアンビバレントなアタッチメントスタイルの人は、おとなになると、自分の生活において重要な他者、とくに恋愛関係のパートナーに強く依存しながらも、同時に相手から見捨てられるのをおそれるようになることがあります。

不安定で回避的なアタッチメント：主たる養育者が子どもへの関心が薄く、冷ややかで、子どもにとってあてになる存在ではなかった場合のアタッチメントスタイルです。愛されたい、受け入れられたい、見守られたい、理解されたいという子どものニーズは、いつも養育者に無視されています。そのため、子どもは他者に頼ったり、手を借りたりすることなく、自分のニーズを自分で満たすようになっていきます。不安定で回避的なアタッチメントスタイルの子どもがおとなになると、相手の感情だけでなく自分の感情に対しても拒否的な態度をとるようになります。そのため、とくにパートナーが深いつながりを求めてきたとき、どんなふうに親密な関係をつくればよいか悩んでしまうことがあります。

無秩序なアタッチメント：主たる養育者が混沌としていて、暴力的である場合、無秩序なアタッチメントスタイルになります。親は愛情や世話を与えてくれるどころか、恐怖をもたらす源だったわけです。人は生まれつき、生物学的にアタッチメントを求めるものなので、子どもは攻撃的で残酷な虐待者である親に対してもアタッチメントを持とうとします。親密さを求める先天的な欲求と同時に、危険から逃れようとする強い欲求があり、この2つの欲求は矛盾をはらんだダブルバインド（二重拘束）となります。この解決できないジレンマは、時間が経つと無力感と絶望につながります。無秩序なアタッチメントスタイルの子どもがおとなになると、恐怖、苛立ち、怒りといった過覚醒の感情と、敗北感、諦め、抑うつといった低覚醒の感情が交互に生じることがあります。また、暴力的な相手をパートナーにしたり、自分自身が暴力的な行動をとったりして、子ども時代に学んだ関係性のパターンを繰り返すこともよくあります。

　たいていの人は、いくつかが組み合わさったアタッチメント方略を発達させていきます。だれでも、子どもへの接しかたが異なるおとなたちに囲まれていたはずだからです。

　ぜひ覚えておいてほしいのは、アタッチメントの専門家が「安全なアタッチメントの獲得」と呼んでいるものを養育者に教えてもらえなかったとしても、おとなになってから安全な結びつきを感じる方法を学べば、安全なアタッチメントを身につけられるということです。この学習に欠かせないのは、子ども時代のできごとが自己感覚に及ぼした影響を理解することです。自分の過去について一貫性を持って正確に語れるようになることは、安全感が得られたという表れです。自分のアタッチメントの課題がわかれば、自分から手を伸ばして支援を求める練習ができますし、やがて信頼のおけるつながりを受け入れられるようになります。こうした自己認識があると、大切な人を誤解したり、傷つけたりしてしまった状況もうまく修復できるようになります。

情緒面や身体面に表れる症状

　C-PTSDの一般的な症状を紹介しましょう。症状のそれぞれのカテゴリーは次章以降で詳しく取り上げるので、まずは簡単な説明から。

　回避症状：苦痛を伴うトラウマティックな記憶、不快な感覚や感情から自分を切り離す行動を回避といいます。過去を思い出すような場所や人物を避けるようになります。あるいは、人づき合いそのものを避けたり、苦痛を追い払うために物質（アルコールや薬物など）を使ったりすることもあるかもしれません。

　侵襲的・侵入的な症状：侵襲的・侵入的な症状は再体験とも呼ばれ、

安全や落ち着きを感じる力を妨げます。悪夢やフラッシュバックとして表れるようなはっきりしたトラウマ記憶を伴う場合もあります。また、とても幼いときに体験したトラウマティックなできごとによって、感情や身体の不快な感覚が洪水のように押し寄せてくると感じることもあります。どんな種類の心的外傷後ストレスであれ、問題になるのは、実際には安全なときでも危険だと感じてしまうことです。こうした危険を感じると、身のまわりの音や景色に過敏になる過覚醒の状態になります。

　抑うつ症状：侵入的な症状に対する恐怖によって、気持ちが"シャットダウン"したり、重たい気分になる抑うつ症状が交互に起きたりすることがよくあります。繰り返される心理的虐待や身体的虐待から逃れられないと、子どもは無力さと無能さを感じるようになります。何も変えられない、あるいは、何も変わらないという感覚が世界観を支配してしまうのです。

　情動調整の困難さ：小児期トラウマやアタッチメントの傷によって、見捨てられる、拒絶される、身の危険を感じる、なすすべがないと感じるような情緒の不安定さがみられるようになります。イライラ、怒り、憤怒の気持ちでいっぱいになってしまうこともあります。ケアがなされなければ、そうした苦痛が自他を傷つけたいという衝動につながることもあります。

　解離症状：C-PTSD のサバイバーにとって、解離症状はもっとも衰弱する経験のひとつです。解離は、心理学的および生理学的な生存メカニズムです。たとえば、虐待的な養育者に依存している子どもは、たとえ空想のなかであれ、虐待という危険なできごとを耐えられるものにしなければなりません。外界の現実に直面するのを避けようとして、子ども

は理想化したママやパパを空想したりします。生理学的には、解離は神経伝達物質が感情や感覚を麻痺させ、ぼんやりとした感覚、めまい、吐き気、疲労感を残します。解離によってトラウマティックなできごとを思い出すのが難しくなったり、まったく思い出せなくなったり、さらに見当識障害を引き起こすこともあります。

　対人関係上の問題：アタッチメントの問題は、成人期において健康的な関係を築く力を阻害します。他者を信頼したり、親近感を覚えたりするのが難しくなることがあります。他者に依存しすぎて、対人関係のなかで自分の意見をはっきり言うのが苦手になることもあります。また、だれも頼ってはならないと思い込み、みずから大切な人から離れてしまうほど、過度に自立しようとする逆パターンを身につける人もいます。

　自己認識の問題：複雑性トラウマは、自尊感情の障害と関連しています。虐待やネグレクトによって、自責感をいだくことがよくあります。親の飲酒を止められなかったり、虐待からきょうだいを守れなかったりすると、自分は無力である、自分には価値がない、世界は信頼できないと信じてしまうことがあります。自分に落ち度がある、自分はキズモノだ、無価値だ、できそこないだといった自分を傷つけるような恥の気持ちをいだいているかもしれません。こうした否定的な信念との過剰な同一性は、自己に対する歪んだ感覚を形成します。

　虐待者に対する歪んだ考えと感情：C-PTSDのサバイバーは、虐待的な養育者との関係について非常に混乱した感情をいだくことがあります。たとえば、自分を虐待した親との関係を続けるかどうか考えるときに、罪悪感や悲しみを覚えるかもしれません。あるいは、親もまた幼い頃に虐待を受けていたのを知り、苦痛をかかえながら自分を育ててくれ

た親に恩義を感じる人もいるでしょう。そうではなく、虐待者がまだ、あなたの人生を支配してくることに怒りを感じ、今もその恨みに悩まされている人もいるでしょう。

どうしようもない絶望と失望：小児期トラウマのサバイバーの多くは、今もなお深い孤独感や絶望感をかかえています。トラウマや虐待といったものの無意味さや理不尽さにやりきれなさを感じるものです。それによって、人間や人知を超えた力なんて信じられないと思うこともあるでしょう。あまりに大きな絶望感をいだくと、人生の目的や意味を見出す能力が発揮できなくなります。

こうしたC-PTSDの中核症状に加え、苦しい感情や記憶をコントロールしようとして、症状が行動面に表れることがよくあります。たとえば、皮膚をむしる、髪を引っ張る、カッティング、自殺念慮、摂食障害、衝動性、過度にリスクのある行動などです。

▶C-PTSDのよくある誤診

歴史的に、C-PTSDは精神保健の専門家にさえも十分に理解されてきませんでした。そのため、小児期トラウマを持つ多くの人々が誤診されています。とくに、合わない薬を処方されたり、別の治療介入がなされたりするといった誤診が下されることは、メンタルヘルスの適切なケアの妨げになります。たとえば、情動の調整不全があると、ある場面では不安になったり、別の場面では落ち込んだりします。このとき、治療者が患者のトラウマ歴を理解していなければ、こうした「気分の波」は双極性障害の症状と誤解するかもしれません。

複数の症状がある場合も、誤診につながる可能性があります。たとえば、C-PTSDと注意欠如・多動症（ADHD）の両方がある人もいます。

C-PTSD のよくある誤診や併存しやすい診断名を見てみましょう。

- 境界性パーソナリティ障害、その他のパーソナリティ障害
- 双極性障害
- 注意欠如・多動症（ADHD）
- 感覚処理障害
- 限局性学習症
- パニックや強迫性障害を含む不安障害
- 重度の抑うつ障害または感情不安
- 身体症状症（心理的障害を身体的症状として経験すること）
- 物質乱用・依存

　これを読んで自分が誤診されているかもしれないと思ったら、信頼できるセラピストに相談してみましょう。自分の症状について説明を受けると、自分の健康をケアしようという気持ちが高まるものです。

マイケルの話

「このままじゃダメだ」

「自分の人生がいかにひどかったかということばかり考えてしまう。自分はどこかおかしいんだ。いつもイライラして、腹が立つことばかり。このままじゃダメだって思うときもある。自分は一体、何のために生きているんだろう？」

　マイケルは長年、子ども時代のトラウマがケアされずに苦しんできま

した。絶望感はひどくなるばかりでした。彼と話すなかで、マイケルが子どもの頃、家庭であまりにも無秩序な体験をしてきたことがわかりました。彼は、7人きょうだいの真ん中として育ちました。母親はオロオロするばかりで、何もしてくれませんでした。父親は生活費のために仕事を掛け持ちし、ほとんど家にいませんでしたが、家にいるときはしょっちゅう怒って暴れました。セラピーで、マイケルは自分の怒りの感情を理解する方法を身につけました。子どもの頃、彼は混沌とした家庭のなかでうちひしがれていたのです。今では、サポートを受けながら、自分の傷つきや悲嘆に寄り添うことができるようになりました。やがて彼は、自分には非がなく、自分の感情は子どものニーズに応えてくれない親のもとで育ったことによるものだと気づきました。過去の苦痛に向き合うのは容易ではありませんでしたが、それは自己理解とセルフコンパッション（自分への思いやり）を高めるものになり、彼はそれまで感じたことがなかった希望を持てるようになりました。

C-PTSDの治療

　C-PTSDのもっとも一般的なセラピーである認知行動療法（CBT）、弁証法的行動療法（DBT）、パーツワークセラピー、眼球運動による脱感作と再処理法（EMDR）、ソマティック心理学、補完的・代替医療（CAM）について紹介しましょう。どれも、多くの研究で効果が実証されています。

認知行動療法（CBT）

　認知行動療法（CBT）は、不安や抑うつに苦しむ人のための治療法と

してアーロン・ベック（Aaron Beck）によって開発されました。今日では、トラウマからの回復にもっとも効果的なセラピーのひとつとされています。CBTは、思考、感情、行動のつながりを検討し、情動調整不全を悪化させる思考パターンに気づく力をつけるものです。たとえば、トラウマはつねに安全ではないような感じをもたらします。ですが、この感情が「安全ではないはずだ」という信念にまで広がると、家から出られなくなり、孤立と恐怖感が高まります。それによって、さらに孤独感がつのるという自己強化的な悪循環が生じるのです。

　CBTのなかでも、トラウマの治療に役立つさまざまなアプローチがあります。スティーブン・ヘイズ（Steven Hayes）によって開発されたアクセプタンス＆コミットメント・セラピー（ACT）は、つらい感情は人生の苦痛なできごとに対する正常な反応と捉えます。ACTは、自分への思いやりからそうした気持ちに向き合い、それを受け入れることで、不快な感覚になる場面を避けようとするのをやめるものです。

　ナラティブ・エクスポージャー・セラピー（NET）は、マギー・シャウアー（Maggie Schauer）、トーマス・エルバート（Thomas Elbert）、フランク・ノイナー（Frank Neuner）によって開発されました。NETは、人生における困難な場面とポジティブな場面の両方を含む伝記的な物語（ナラティブ）を書くことで、感情を処理しやすくするものです。このライフストーリーは、アイデンティティの感覚を強化するのに役立ちます。

　一般的に、トラウマ治療のためのCBTは、トラウマティックな人生についてふり返ったり、書いたりする「エクスポージャー（曝露）」と呼ばれる技法を用います。エクスポージャーの目的は、つらいできごとを想起したときに感じる苦痛を軽減することです。はじめのうちはトラウマについて話すのが不快に感じられるかもしれませんが、エクスポージャーを続けるうちに、自分でうまくコントロールできているという感覚や自信が育まれていきます。

C-PTSDをかかえた人のなかには、こうした曝露療法はあまりにも直接的だと感じる人もいるでしょう。やりかたが自分に合わないと感じたら、セラピストに伝えることが重要です。どのような治療介入も自分で選択することが大切だからです。強制されてやるものではありません。

弁証法的行動療法（DBT）

弁証法的行動療法（DBT）は、境界性パーソナリティ障害の人の治療のために、マーシャ・リネハン（Marsha Linehan）によって開発されたものです。DBTは、マインドフルネスとリラクセーション法を結びつけた認知行動療法の一種です。こうしたスキルは、C-PTSDによくみられる情動調整不全や対人関係の問題にも役立ちます。DBTは、攻撃性、物質乱用、そのほかの不健康なコーピング（対処）に頼らずに、感情面の激しい苦痛に耐えられるようになる方法を身につけるのに役立ちます。DBTによって、困難な感情をいだくこと自体が悪いわけではまったくなく、思考や感情で自分が何者なのかが決まるわけでもないとわかるようになります。マインドフルネスは、「コンパッションのあるまなざし」と呼ばれる、批判せずに愛情を持って自分自身を受け入れる力を育むのに役立ちます。

DBTは、関係性のなかで生じる困難な感情に対処するための健康的な方法を身につけるのに役立ちます。たとえば、パートナーに拒否されたと感じて、どなりつけたくなったとしても、自分や相手にまちがったことをしないように自制しつつ、親密さを求める練習をしていきます。これは自尊心を高めるのに役立ちます。練習を重ねれば、自分自身と他者のために、公正さと尊敬を持って葛藤に対処する力が高まります。

眼球運動による脱感作と再処理法（EMDR）

　眼球運動による脱感作と再処理法（EMDR）は、トラウマティックな記憶と結びついた苦痛を和らげるために、フランシーン・シャピロ（Francine Shapiro）によって開発されたものです。EMDRの前半では、苦痛に対処するためのポジティブな資源を発展させます。たとえば、ストレス軽減法や、安全やリラックスが感じられるようなイメージを探ったりします。EMDRによって不安を生じさせる記憶に働きかけるプロセスは、セラピストと一緒に行うのが最善ですが、ひとりでも実践できます。

　十分な対処法を身につけられたら、EMDRではトラウマティックな記憶の苦痛を扱っていきます。トラウマにまつわる悪いイメージ、トラウマと関連した否定的な信念、感情、身体感覚を探っていきます。さらに、トラウマティックな記憶の苦痛に対処するために「二重注意」といって、過去の記憶に焦点をあてながら、今ここでの経験に意識を向け続けます。EMDRでは、レム睡眠（人生のできごとや経験を処理することができる睡眠の段階）を模倣した両目の動きを活用します。この技法では、タッピング、ヘッドフォンで交互に音を聴く、左右の手に振動を送る小型のデバイスを装着するといったやりかたをすることもあります。トラウマティックな記憶を思い出しても不安がわかなくなったら、自己の感覚を強化するための新たなポジティブな信念に焦点をあてていきます。

パーツワークセラピー

　小児期トラウマは、自分自身との闘いのような感覚をもたらします。激しい内なる批判、完璧でありたいという強い欲求、自分のなかに小さくて無力だと感じている幼い部分があると思うかもしれません。パーツ

ワークセラピーでは、子ども時代からのケアされていないトラウマティックなできごとは、自分でそうした感情や記憶に目を向けるまで自分自身の一部として保持されると捉えます。こうした部分に働きかける治療的アプローチはいくつかあり、とくにロビン・シャピロ（Robin Shapiro）が開発した自我状態への介入や、リチャード・シュワルツ（Richard Schwartz）による内的家族システム療法などが挙げられます。

パーツワークセラピーは、とくにC-PTSDによる解離症状がある人に有効です。人は、自分が育った家族との経験を内在化させます。たとえば、批判的な親がいたなら、それが自分自身の内なる批判者の声になる可能性があります。あるいは、子どもの頃に見捨てられたと感じていた人は、今でも自分をセルフケアするニーズを無視してしまいがちです。

パーツワークセラピーによって、自分の「おとな」の部分につながりやすくなります。おとなであるというのは、子どもの頃にはできなかった選択の幅が広がったということです。今、おとなになったあなたは「いやだ」と言い、自分の境界線を主張し、必要なものを求め、自分自身を守ることができます。おとなとして、自分のつらい感情は過去の記憶から生じるもので、そうしたできごとはもう終わったのだと認識することもできるのです。パーツワークセラピーでは、いったんおとなである自分とつながったら、自分自身の幼い部分が感じているつらい気持ちや情動に対して、コンパッションを向けながらケアすることに焦点をあてていきます。

ソマティック心理学

ソマティック心理学は、心理療法のなかでも身体感覚に焦点をあてるものです。トラウマは生理機能に影響を与えるため、人は身体のなかでさまざまなC-PTSD症状を経験します。たとえば、過覚醒だと身体に

警報が出たままの状態になるので、リラックスできなくなります。そのため、地に足がついた感じがしなくなったり、警戒心が強すぎてゆったりできず、それが睡眠障害につながったりすることがあります。対照的に、抑うつ症状は、反応の鈍さ、重さ、疲労感をもたらします。

　ソマティック療法は、身体の回復や生来のレジリエンスを引き出すものです。現在、もっとも広く知られているソマティック療法は、ピーター・リヴァイン（Peter Levine）によって開発されたソマティック・エクスペリエンシング（SE）と、パット・オグデン（Pat Ogden）によって開発されたセンサリーモーター・サイコセラピー（SP）です。これらの療法では、癒しのプロセスの一部として、感覚認識、動き、呼吸とのつながりを用います。ソマティック心理学では、初めに、地に足がついた感覚や身体感覚の認識に焦点をあてることによって、自分のリソースを構築していきます。それによって、自分の身体のなかにトラウマティックなできごとが残っていることに気づけるようになります。

　ソマティック心理学は、たとえ何が起きたか正確に覚えていなくても、トラウマティックなできごとからの回復を促すものです。自分の経験を話すのではなく、身体感覚や感情を心のなかで探っていくのに集中します。たとえば、喉が締めつけられる感覚があるなら、それに関連した動きをしたり、音を発したりしてみます。自分の喉とつながっていると、子どもの頃に感じていたのと似たような気持ちを思い出すかもしれません。これは、だれかとつながることへの切望や喪失に対する悲嘆など、長年、その人がかかえていた感情を解放させるプロセスなのです。このセラピーを通して、身体が開放されたように感じたり、「自分の声を見つけた」という感覚が得られたりするかもしれません。最終的には、ソマティック心理学は、自信やエンパワメントといった新たなポジティブな状態を統合し、体現するのに役立ちます。

補完的・代替医療（CAM）

　小児期トラウマは、消化器系の問題、線維筋痛症、自己免疫疾患、慢性痛の状態など成人期の健康上の課題を引き起こす可能性があります。ソマティック心理学のように、補完的・代替医療（CAM）は心と身体のつながりに着目し、近年では、栄養、マッサージ、リラクセーション、エクササイズ、瞑想、ヨガといったものを重視しています。

　ケアされないままのトラウマティックなストレスは、自律神経、たとえば、心拍のような体内の無意識の機能をコントロールするシステムのバランスを崩します。自律神経は、交感神経系と副交感神経系の2つのサブシステムに分かれており、血圧や瞳孔拡張といった身体作用の細かな部分を調整します。人が脅威を感じると、交感神経系が優位になり、闘うか、逃げるか、凍りつくかの態勢に入ります。脅威が過ぎ去ると、副交感神経系が優位になり、人をおだやかな状態に戻します。もし、繰り返しストレスに直面すると、人は休むことができず警戒したままになったり、覚醒度が低い疲労状態が続き、ぼんやりしたり不機嫌になったりします。こうしたパターンの両方がみられる場合は、圧倒された感じとシャットダウンが交互に起きているということです。マインドボディセラピーは、自律神経のバランスを整えるのに役立ちます。

段階的な回復

　C-PTSDからの回復は、理論上では段階的に起こります。最初の段階は、安全と安定の確立です。たとえば、本書の癒しの方法を用いて、身体の感覚を自覚し、それを感じることによって、今このときにマインドフルであるための力を身につけることができます。この段階では、安全

が感じられたり、他者とつながっていたり、自分に対してコンパッション
を向けた時間を思い出すことで、自分の資源を増やしていきます。こ
うした方法は、過去と現在を区別するのに役立ちます。

　次の段階では、CBT、EMDR、ソマティック心理学を用いて、トラ
ウマティックな記憶に向き合い、取り組んでいきます。まだ、トラウマ
の解決と統合に向かう準備ができていないと感じる人もいるかもしれま
せん。その場合、自分が大丈夫と思えるようになるまで、本書で紹介し
ている安全と安定のための癒しの方法をやってみることに専念しましょ
う。心の準備ができたら、安全感と地に足がついた感じを保てるように
何度も自分の資源を活用しながら、トラウマティックな記憶のごくわず
かな部分に、少しずつ慎重に関心を向けていきます。こうすることで、
過去をふり返ったときに、記憶の洪水に飲み込まれそうになったり、圧
倒されたりしないようになります。

　過去のトラウマティックなできごとに目を向けると、自然に回復の最
終段階に進みます。ここでは、トラウマを生き抜くために切り離してき
た部分を統合していきます。多くの場合、この段階では、自分と意味や
目的との関係をふり返ります。過去のつらいできごとによって自分が成
長したことを認められるようになります。

▶ 薬物療法について

　C-PTSDをかかえる人々の多くは医師や精神科医の助けを求めま
す。ときには、医師が心理療法（セラピー）を紹介することなく、医学
的な治療だけでよいと考えて薬を処方することもあります。薬物療法は
症状の軽減に役立ちますが、トラウマの専門家は、セラピーと並行して
服薬することを推奨しています。回復の過程で服薬が果たす役割を知っ
たうえで選択できるように、さまざまな種類の薬を理解することも大切
です。もう少し詳しく見てみましょう。

SSRIs： プロザック（フルオキセチン、日本未承認）＊、ゾロフト（セルトラリン）、パキシル（パロキセチン）といった選択的セロトニン再取り込み阻害薬（SSRIs）は、一般的に抗うつ薬として用いられますが、トラウマにも使用されます。怒り、イライラ、抑うつなどの過覚醒や気分症状をやわらげるのに効果があります。しかし、再体験症状や解離症状をコントロールするにはあまり効果がありません。

ベンゾジアゼピン系： バリウム（ジアゼパム）、ザナックス（アルプラゾラム）、アチバン（ロラゼパム）、クロノピン（クロナゼパム）といったベンゾジアゼピン系の薬は、通常、不安、睡眠障害、身体的疼痛の軽減に即効性があるために処方されます。これらの薬は依存性が高く、回復にかかるプロセスを長引かせてしまうことから、2012年にPTSDには有害であるとされました。実際、これらの薬を長期間服用すると、不安やイライラ、睡眠障害が悪化します。また、自律神経系を抑制し、解離症状のリスクを増大させます。

精神刺激薬： アデロール（アンフェタミン、日本未承認）＊やリタリン（メチルフェニデート）といったADHDに対する薬は、集中しなければならないときには役立ちますが、トラウマを経験したばかりのときには有害となります。脳内のノルエピネフリンを直接放出させることで、記憶が鮮明なまま保持され、不安を高めてしまうからです。

新しい試験的な治療： トラウマの治療に効果が期待される新たな薬もあります。プラゾシン、ケタミン、低用量ナルトレキソンなどです。プラゾシンは、悪夢の軽減に効果があります。ケタミンは、抑うつ症状および自殺念慮を軽減するのに有効です。低用量ナルトレキソンは、解離症状や慢性疼痛の症状にとくに有用です。

〔＊カッコ内の医薬品名と日本での承認状況は、訳者による補記〕

セルフチェックをしよう

　本章は、そろそろ終わりです。ここで少し立ち止まって、セルフチェックをしてみましょう。ここで書かれていたC-PTSDやそれと似たような症状がありますか？　誤診されたり、自分の健康管理が不十分だと感じたりしたことはありますか？　もしそうなら、本書の内容についてセラピストと話し合ってみてください。正確な診断を受けることにつながり、適切な治療計画が立てられるでしょう。また、ここまで読んで、落ち着かなくなったり、過去の記憶が思い出されそうになったりしたか、ふり返ってみてください。もしそうなら、ここでセルフケアをしましょう。本書では、たくさんの情報を紹介しています。最初の癒しの方法である「選択権を取り戻そう」から始めてもよいでしょう。これらのコーピング（対処法）は、いつでもすぐに使えるものだと覚えておいてください。

癒しの方法
選択権を取り戻そう

　C-PTSDの症状は、感情がどっと押し寄せてきて、圧倒されそうになる感覚をもたらします。そのため、トラウマのことを考えるかどうか、いつ考えるかについて、自分で選択する感覚を失ってしまいがちです。

癒しの方法として大事なのは、選択権や自己コントロール感を取り戻すことです。これを練習すると、心をかき乱すような考え、感情、情緒、記憶を、自分で手放したり、あるいは、心にしまっておいたりすることができるようになります。そのためには、子ども時代のトラウマを癒す時間を意識的に確保する必要があります。たとえば、仕事中や子どもの世話をしているときは、だれでもトラウマティックな記憶について考えたくないものです。でも、セラピストとの面接は、自分の過去のトラウマに対処し、回復を始めることができる場であり、そのための時間なのです。

　癒しの方法である「選択権を取り戻そう」について、次の2つのアプローチにじっくり取り組んでみましょう。

- 適切な時間とふさわしい場所、たとえば、セラピストがいるところで自分のトラウマティックな記憶に向き合っていこうと、自分自身と約束しましょう。心のなかで「今はトラウマティックな過去について考えないように」と自分に言い聞かせるのです。何度か深くゆっくり呼吸し、「過去のつらい記憶について、考えるかどうか、いつ考えるのかは、自分で選択できるのだ」と思い出しましょう。
- 心を乱すような気分、イメージ、感情、感覚が侵入してきたときは、自分に「つらさを書き出してみよう」と言いましょう。タイマーを10分から15分にセットし、心に浮かんだことを書き出します。タイマーが鳴ったら、メモはおしまい。心を乱すような記憶は、治療に行くまではメモのなかに安全にとどめておきましょう。

　新しい行動はどんなものでも、練習をすればどんどん簡単にできるよ

うになっていきます。トラウマについて考えるかどうか、いつ考える
か、自分自身の選択肢が増えたと感じられるまで、必要に応じて何度も
この癒しの方法に取り組んでみてください。

第2章

回避症状からの回復

「"今ここ"にいるのを学んでいるところ」

社会生活から引きこもったり、情緒的な苦痛を麻痺させるために食べたり、過去のことが思い出されたのをきっかけにアルコールを飲み過ぎてしまった経験はありますか？　もし、そんなことがあっても、それはあなただけではありません。これは回避行動といって、小児期トラウマのサバイバーによくみられる症状です。本章では、なぜ過去を思い出させる人や場所を追いやりたくなるのかを探っていきます。今ここでの安全感を意識的に高め、回避行動をより賢明な対処行動に置き換えるのに役立つものを紹介します。より充実した人生を送り、他者との関係を改善するのに役立つはずです。

アリシアの話

「逃げ出すことばかり考えているの」

　面接室に入ってきたアリシアは、ドアに一番近い椅子の端に座りました。彼女は、落ち着かなくて、ビクビクしているのだと説明しました。「いつも、逃げ出すことばかり考えているの」と。そこで、セラピーの最初に2人で話し合い、面接室を出てもかまわないことに決め、セラピー中もそれをアナウンスするようにしました。ほどなく、わたしは彼女がやや深く腰かけているときは、わずかであれ落ち着いているようだとわかるようになりました。

　アリシアの逃げ出したくなる衝動について、注目し始めたときのことです。彼女は、父親がありとあらゆる些細なことでガミガミ叱ったという記憶を話しました。「父がひどいことを言い続けるあいだ、ずっと立たされていたんです」と。そして、10代になった彼女は、もう二度とあんな暴力的な場面に身を置くものかと心に誓ったのでした。それ以

来、彼女はずっと逃げ続けていたのです。悲しいことに、アリシアは、安全で、愛情深い、親切な人々や場所からも、逃げ出すようになってしまいました。

　アリシアとわたしは、子どもがこうした度重なるおそろしいできごとを乗り越えるためにどんな対処法を身につけるか、そして、おとなになっても同じ対処法をとっていると、かえって裏目に出ることについて話し合いました。練習によって、彼女は安心感を得るための新たな効果的な方法を身につけていきました。人生においてポジティブな機会に恵まれたとき、そこから恩恵を受けられるように、過去と現在とを区別することを学びました。最近のセッションで、彼女は「"今ここ"にいるのを学んでいるところ」と言いました。

回避症状を理解しよう

　回避症状とは、トラウマティックな記憶に関連する、苦痛なイメージ、思考、感情、感覚を遠ざけようとする行動です。よくある回避行動には、苦痛を伴う記憶を想起させる人や場所から離れる、孤立する、やけ食い、薬物使用などがあります。気持ちを感じるのを避けるために、思考を停止させることもあれば、アリシアのように、たとえそれが安全であっても、人や場所を避け続けることもあります。

　第1章で学んだように、小児期トラウマは、子どもがまだ幼くて養育者に頼りきっている時期に起きたものです。混沌とした家庭を生き延びる力や完璧主義を身につけた「イイコ」になることで、その状況に対処しようとすることがあります。なかには、実際はそうではなかったのに、両親は本当は安全でよい親だったと理想化したファンタジーを空想する子どももいます。

解離

　ほとんどの場合、子どもは虐待する親に抵抗することも逃げることもできません。そんなことをしたら、事態はもっと悪くなるかもしれないからです。おとなに守ってもらえず、サポートを受けられなくなったりする場合もあります。こうした状況を経験すると、人は苦痛を避けるために解離症状を起こすようになります。解離が生じると、頭がぼうっとして、ぼんやりした感じになり、心と身体が切り離されたような感覚になることがあります。あるいは、生き延びるために、苦悩や痛みをかかえたもうひとりの自分を作り出す人もいます。解離症状の重さによって、自分の世界が現実離れしている感じがしたり、どうやってそこまで辿りついたのか記憶がなかったりすることもあります。

　子どもの頃に発達させたコーピングをおとなになっても続けていると、かえって裏目に出ることがあります。たとえば、完璧主義でいようとすることは、強い自己批判や他者の過ちに対する不寛容につながるでしょう。あるいは、自分の子ども時代を理想化していると、親から厳しくされたり、ひどい扱いを受けたりしてきた影響を否定しようとするかもしれません。「親はわたしのことを思って厳しくしてくれた」とか「たしかに父には殴られたけど、たいしたことじゃない」なんて言ってみたりして。思考を停止させたり、理屈で考えようとしたり、スケジュールをいっぱいにしたりして、情緒的な苦痛から自分を遠ざけようとすることもあります。

フラッシュバック

　大切な人ともめたり、子ども時代を思い出すような映画を観たりするといったトリガーとなるできごとがあると、自分の感情を遠ざけたくて

たまらなくなることがあるでしょう。トリガーとなるできごとは、フラッシュバックのような侵襲的な症状を引き起こします（第3章で詳しく述べます）。回避は恐怖症に似ていますが、高所恐怖症やクモ恐怖症と違うのは、自分の感情や身体感覚に恐怖を覚える点です。たとえば、あるにおいを嗅ぐと、子どものときに住んでいた家を思い出したりします。すると突然、耐えがたい不快感に襲われます。そのため、その感情を追い払うための行動をとろうとします。お酒を飲みすぎたり、仕事に没頭したり、過剰な運動をしたりすることもあります。残念なことに、こうした対処法をとると、自分自身や大切な人から切り離されたような気持ちになってしまいます。

　癒しの方法のひとつは、自分の過去をふり返り、なぜ苦痛を避ける必要があったのか考えてみることです。自分が傷つけられるままでいるのは安全ではないと判断したのかもしれません。回避行動は、サポートが受けられず、あてにできる資源がなかったとき、その場を生き延びるための最善の方法だったかもしれないことを思い出してください。この気づきは、自分自身に思いやりをもって接するセルフコンパッションを高めるのに役立ちます。

セルフケアをしよう

　自分を癒すためには、今はもう、子どもの頃の危険な環境にいるわけではないと認識することが重要です。あなたはもうおとなで、健康的な対処法を身につけるという新たな選択ができるのです。本章では、今、安全であると実感するためのマインドフルネスの技法を紹介します。回避行動に気づけるように、自分自身を思いやるコンパッションを高めていきましょう。新たな癒しの方法として、健康的な気晴らしを紹介しま

す。自分を傷つける方法ではなく、より健康的な選択ができるようにな
るはずです。ここでは、ハビエル、リサ、レイチェルのストーリーを読
みながら、回避症状が生活にどんな影響を与えるかを見てみましょう。
そのあと、回避症状から回復するために、研究に基づいた3つの実践的
な方法を学びます。

ハビエルの話

「3日間、家から出られなかった」

　「1年ほど前、僕はガールフレンドにふられました。その日の午後、
僕はパニック発作を起こし、帰宅後、ソファーで眠り込んでしまいまし
た。3日間、家から出られなかったんです。自分でも驚いて、それでセ
ラピーに来ることにしたんです。今まで僕は、父が酔うたびに両親がひ
どいどなり合いを始めたことなんて、だれにも話したことがありませ
ん。僕はひとりで自分の部屋に行き、布団にもぐりこんでいたんです。
ずっとひとりぼっちでした。今でもストレスを感じると、子どもの頃と
同じように家にこもってしまうんです」

　過去のトラウマティックなできごとが、今起きているかのように感じ
られることがあります。セラピーのなかで、ハビエルは意識的に自分の
感覚に目を向ける方法を学び、"今ここ"での安全が感じられるようにな
りました。ハビエルのように、何年も前に起きたできごとなのに、今も
そこから逃れようとしているように感じる人もいるでしょう。癒しのた
めには、子どもの頃のできごとはもう終わったのだと認識することが大
切です。

癒しの方法
"今ここ"を感じるマインドフルネス

　この癒しの方法は、心のなかで自分が安全だと確認するものです。ですが、これをするには、その場が本当に安全でなければなりません。もし今、危険な環境で生活しているのなら、恐怖心は自己防衛に不可欠なものだと捉え、まず、安全の確保に注力する必要があります。ですが、安全な状況にいるのに、過去にまつわる不安に悩まされているのなら、身体の感覚に焦点をあてる方法を用いて、不要なおそれを手放すことができます。次の方法をすべてやらなければいけないわけではないですし、決まった順序でやる必要もありません。試してみて、自分に一番合うものを見つけてください。

- 周囲を見渡して、自分がいる空間の細部に注目してみましょう。今、安全な状態でいると感じさせてくれる目に見える手がかりはありますか？ 植物やアートなど、眺めているだけで心地よくなるものはありますか？ 空間を見渡しながら、頭や目を動かしたときの感覚も意識してみましょう。
- 「わたしは今、安全です」とか「大丈夫」など、自分を落ち着かせる言葉を口にしてみましょう。優しく、愛情を込めた口調で、それを声に出してみます。思いやりに満ちた自分の声を聞いてどんなふうに感じたかに意識を向けてみましょう。
- 片手をもう片方の腕の上に乗せます。優しく愛情を込めて触れている腕の感触に意識を向けます。手のひらを重ねた肌の感触を意識しましょう。腕に伝わる手のひらのぬくもりを感じましょう。

この練習をもう片方の腕でも繰り返します。

・水か温かいお茶を一口飲んで、口のなかで舌を動かしてみます。舌で歯の裏側や口蓋を感じてみましょう。味や温度にも意識してみてください。

・お腹が上下するのを意識しながら、深い呼吸を数回してみましょう。身体のなかの感覚、あるいは鼻をかすめる空気の感触に意識を向けてみましょう。

　自分の感覚を使って、今ここにいるという意識を高める方法はほかにもたくさんあります。たとえば、心地よい音楽を聴く、石を握って質感や温度を感じるなど、マインドフルネスを高めるための創造的な取り組みをしてみましょう。ある感覚を体験して動揺したときは、身体と心が安心を感じられるまで別の感覚体験に切り替えることがポイントです。

リサの話

「だれにも助けを求められなくて、人の世話ばかり」

「子どもの頃の生活はめちゃくちゃでした。両親が離婚してからは、それぞれの家を行ったり来たりして、いつも2人の板挟みになっていたんです。母は落ち込んでいたし、父は怒ってばかり。居場所なんてありませんでした。わたしは、自分の欲求や感情を持たないことがすごくうまくなったんです。だから、だれにも助けを求められなくて、人の世話ばかりしてしまうんです」

リサは、子ども時代の混乱に対処するために、自分の欲求を抑え込み、人を世話することを学びました。だれでも習慣から自動的に回避行動をとることがあります。時間をかけて自分の回避行動に気づけるようになると、その行動を変えていくことができます。リサの場合、回避行動をとることで、子どもの頃に感じていた苦痛から自分を守っていたのだとに気づきました。さらに、彼女は自分のニーズを無視している現在の状況も認識できるようになりました。たとえば、必要なときでも他者に助けを求めないことで、相手から拒絶される可能性を避けていたというふうに。セラピーによって、たとえ他者を頼った結果、がっかりするだけだったとしても、自分が傷つきやすい存在であると認め、拒絶されるリスクをとることができるようになりました。最終的に彼女は、努力は報われると思えるようになりました。

癒しの方法
回避行動に気づこう

この癒しの方法は、自分の回避症状にコンパッションのまなざしを向けつつ、しかし、ごまかさずに正直にそれを見つめるものです。まず、何度か呼吸をして、ありのままの自分を愛情深く受け入れながら、自分の経験に意識を向けてみましょう。マインドフルネスのもっとも重要な要素のひとつは、自分の経験を批判せず、好奇心を持って向き合おうとする姿勢です。マインドフルネスの実践は、変化には自己受容が不可欠であることを思い出させてくれます。以下のリストを見て、こうしたよくある行動が自分や自分の生きかたにあてはまるか、考えてみてください。

- 人に会わないようにしたり、特定の場所を避けたりしている
- 孤立している
- 感情的になると、食べ過ぎてしまう
- 苦痛を感じないように、アルコールを飲みすぎたり、薬物を使ったりする
- 何時間もゲームをしたり、テレビを見たりする
- 自分が虐待やネグレクトを受けたことを認めたくない
- 人の世話ばかりしていて、自分のことはなおざり
- 自分や他者をコントロールしたがる
- 完璧主義者
- セラピーの予約をキャンセルしたり、忘れたりする
- 仕事に没頭して、何も感じないようにしている
- 思考停止して、感じることを避けている
- 時々、頭が真っ白になったり、解離したりする

　自分の回避行動に気づいたら、その行動がどのように始まったのか、考えてみましょう。たとえば、子ども時代の家庭の混乱を何とかするために、完璧主義や自制心に向かうようになったのかもしれません。あるいは、苦痛を感じないようにするためにアルコールを飲んだのがきっかけだったと思い出すこともあるでしょう。ここで、回避行動をとってしまう現在の状況について考えてみましょう。あなたが苦痛を追いやろうとしたり、感じるのを避けたりするのは、どんなできごとがトリガーになっていますか？

レイチェルの話

「食べるのをやめられない」

「早起きしてジムに行ってから仕事に向かい、仕事帰りは飲みに出かけます。でも、一日が終わって帰宅すると、とても寂しくなるんです。そうなると、気持ち悪くなるまで食べるのをやめられません。それが苦痛を感じないようにする唯一の方法なのですが、翌朝は最悪の気分で目覚めます」

　レイチェルの話は、C-PTSD をかかえる人の多くが、小児期トラウマにまつわる苦しい感情や記憶を追い払うために、食べ物、アルコール、薬物を使用していることを示すものです。レイチェルの場合、子どもの頃にずっと感じていた孤独感に直面するのを避けるために、やけ食いという行動に頼っていました。レイチェルは、自分が過食によって苦痛を避けていたと気づいたことで、より健康的な方法でその感情に対処できるようになりました。彼女は、自分を悪く思わなくてもよいという新しい行動様式を身につけたことで、楽になったのです。

癒しの方法

健康的な気晴らしをしよう

　気晴らしは弁証法的行動療法（DBT）から導き出された癒しの方法で、つらい感情や記憶から気をそらすための健康的なやりかたを探すものです。これまでの回避行動が健康を損なう結果をもたらしているなら、そ

の行動の代わりになりそうなポジティブな対処行動のリストを作成しましょう。これまでの回避行動のなかには、適度に使うならばコーピングとして使えるものもあるはずです。

　この癒しの方法は、トラウマティックな過去の苦痛を乗り越えるためのものではありません。それはまた改めて。ここでご紹介する気晴らしは、あとになって後悔するかもしれない行動を防ぐための短期的な解決策です。以下のポジティブなコーピングのリストに目を通すか、自分のリストを作成してみてください。自分を傷つけるような方法で苦痛に対処したくなったときは、いつでもこのリストを見直しましょう。

- 自然のなかで過ごしたり、近所を散歩したりする
- お気に入りのカフェに行く
- 別の感情を呼び起こす映画を観る（怒りを感じているなら、コメディがお勧め）
- ちょっとだけゲームをする
- 元気が出る本、感動する本を読む
- 健康的に身体を動かす（ストレッチ、ヨガ、ほどよい運動）
- お気に入りの曲を聴く
- 絵を描いたり、ぬり絵をする
- 気分が落ち着く香りをかぐ
- 簡単な家事をする（掃除、洗濯、食器洗い）
- 感謝していることを5つ挙げてみる
- 苦痛は一時的なもので、やがて過ぎ去ることを思い出す

セルフチェックをしよう

　本章では、つらいC-PTSD症状をどのように回避しているかを説明しました。ここで少し立ち止まって、ふり返ってみましょう。小児期トラウマを経験した人のストーリーを読んで、どう感じましたか？　落ち着かない気持ちになった部分はありましたか？　癒しの方法をやってみて、楽になりましたか？　定期的に立ち止まってセルフケアを実践したり、大切な人やセラピストにサポートに求めたりすることで、自分のペースを保てることを覚えておきましょう。最後に、セルフケアの道具箱に加える癒しの方法をもうひとつ紹介します。

癒しの方法
安らぐ場所を思い浮かべよう

　イメージを浮かべることは、C-PTSDの回復に役立ちます。脳は現実と想像上の経験を区別しないので、ポジティブなイメージに意識を向けることは強力な手段になります。

　まず、穏やかで落ち着いた気持ちになれる場所をゆっくり思い浮かべてみてください。実在の場所でも、想像上の場所でもかまいません。海辺や山頂といった自然のなかもいいですね。あるいは、癒しの聖域のような建物を選ぶこともできます。平穏な場所が思いついたら、感覚を用いてイメージをはっきりさせていきます。イメージした場所を見回してみましょう。何が見えますか？　何が聞こえるでしょう？　身体の感覚は？　その場所でだれかと一緒にいたいですか？　落ち着きや平穏をもっと感じられるように、高いフェンスや鍵のついたドアなどの安全策を講

じる必要がありますか？　自分の平穏な場所に入れる人を管理している
のはあなたです。
　穏やかな場所がイメージできたら、深い呼吸をして、自分の身体や心
がどう感じているかに意識を向けてみましょう。何度でも好きなだけ、
この場所に戻れることを覚えておいてくださいね。

第3章

侵襲的・侵入的な
症状からの回復

「やっと安心できるようになった」

小児期トラウマのサバイバーとして本書を読んでいる人は、過覚醒、パニック、悪夢、あるいは全般的な不安を経験していることでしょう。特定のできごとがトリガー（引き金）になったと感じたことがあったり、今でもそれが続いていたりするかもしれません。また、トラウマにまつわるイメージ、感情、もしくは身体的な感覚が急に生じるというフラッシュバックがある人もいるでしょう。こうした再体験症状は、サバイバーの生活を混乱させるもので、その状態が数時間から数日にわたって続くことがあります。本章では、侵襲的で侵入的な症状について取り上げます。重要なこととして、そうした症状が現れたときに地に足がついた感覚を取り戻すための対処法も紹介します。

シエラの話

「全然リラックスできないんです」

　「夜、なかなか眠れません。恐怖心でいっぱいになり、どうしようもなくなってしまうんです。ちょっとした物音に驚いて、心臓がドキドキするの。全然リラックスできないんです」

　シエラは、疲れきっていました。交通事故に遭ってから数カ月間、彼女はずっと眠れずにいたからです。睡眠薬を飲んでも、不安な気持ちがよみがえりました。わたしは、シエラが自分自身をいつでもなんでもこなせる「たくましい女の子」だと捉えていたことを知りました。彼女は子どもの頃、母親に怒られ、どなられていたと話しました。彼女は恐怖心を隠し、気にしていないふりをすることを学んだのです。しかし、交通事故以来、彼女は自分が動揺し、調子がすぐれなくなったと感じてい

ました。恐怖心について探っていくと、シエラは、事故によって幼いときに感じていたことを思い出したと言いました。今回の事故で、その気持ちが表面化したのです。

　初めに、シエラはセラピーによってC-PTSDによくみられる症状であるフラッシュバックが起きていることを自覚しました。わたしたちは、彼女の持ち前の力を強化して、恐怖心がわいたとしても「今は安全だ」と自分に言い聞かせられるようにしました。睡眠に役立つ呼吸法とリラクセーション法も練習しました。そして、彼女が長年、「たくましい女の子」のなかでかかえていた傷つきやすい感情に対して思いやりを向けるというセルフコンパッションに焦点をあてました。こうした取り組みによって、彼女はほっとできるようになり、こう言いました。「不安が解消されて、やっと安心できるようになったわ」

侵襲的・侵入的症状を理解しよう

　シエラの話は、C-PTSDのサバイバーによくみられる経験を示しています。トラウマティックなできごとの直後は、こうした侵襲的および侵入的症状が表れます。最近のできごとといっても、交通事故のような重大なものもあれば、ちょっとしたことがトリガーになることもあります。たとえば、人の表情や声の調子が、おそれや怒り、拒絶感をもたらすかもしれません。トリガーとなるできごとは、フラッシュバックを引き起こす場合があります。フラッシュバックとは、過去のトラウマティックなできごとに関連するイメージ、感情、身体感覚がよみがえり、そのできごとがまるで今起きているかのように感じることです。シエラのように、侵襲的・侵入的症状によって、不安が押し寄せたり、リラックスや睡眠が困難になったりすることがあります。

こうした再体験症状は、しばしば、不安、パニック、過覚醒といった高覚醒状態と関係しています。**侵襲性**とは、こうした症状が意識のなかに入り込んで充満していくこと、**侵入性**とは、こうした症状が安心やリラックスを感じる力を妨げることをいいます。心拍数の増加、胸部の圧迫感、呼吸困難、消化不良など身体面で苦痛を感じることがあります。不安を感じると、他者の身ぶり、表情、声のトーンに過敏になるものです。こうした症状はすべて交感神経系に関連しており、危険な状況で闘うか、逃げるかのために備えているのです。

ハイジャックされる脳

　フラッシュバックは低覚醒とも関連しており、恥、情けなさ、無力さ、ふがいなさといった感情をもたらします（低覚醒症状については、第4章と第8章で詳しく説明します）。なかには、幼すぎてイメージや言語記憶が形成できない頃の記憶と関係したフラッシュバックもあります。フラッシュバックは、脳が解離症状を伴うトラウマティックな記憶から、その人自身を守っているのかもしれません。このようなケースでは、原因不明の感情や感覚があふれるように感じられるかもしれませんが、ただ、フラッシュバックが起きていることだけははっきりわかるでしょう。解離症状については、第6章で述べます。

　つらいことに、C-PTSDをかかえた人は、現在の脅威がない状況でも安全が感じられなくなります。過去に起きたできごとと今起こっていることを区別するのが難しいからです。実際には、安全な人や場所でも、それらを危険だと思い込んでしまいます。また、状況や周囲の人々の顔を見て、危険な徴候がないか調べるのもよくあることです。これは、安全であるというサインには目をくれないというネガティブなバイアスになりえます。

　侵襲的な症状は、感情や身体の状態が、別の場面で同じような気持ち
になっていたときの記憶と神経生物学的に結びつくことによる反応で
す。「状態依存記憶」と呼ばれる反応で、たとえば、悲しんでいるとき
に、別の場面で悲しんでいたときのことを思い出しやすいのはこのため
です。記憶は脳内に蓄積され、似たような別の記憶と相互につながって
います。そのため、パニック状態に陥ると、過去に恐怖を感じたときの
トラウマティックな記憶と相互につながり、抜け出せなくなってしまう
のです。

　『感情的知性』の著者であるダニエル・ゴールマン（Daniel Goleman）
は、フラッシュバックとは、恐怖や怒りなどの強い情動に脳が乗っ取ら
れてしまうことだと説明しています。人が安全だと感じるときは、脳の
なかでもっとも新しく進化した部分である前頭前皮質が反応していま
す。前頭前皮質は、自分の行動を反省したり、将来の目標に向けた賢明
な判断を下したりする働きをします。しかし、人が脅かされると、中脳
と下脳の中枢が活性化し、前頭前野への血流が減少します。中脳は辺縁
系とも呼ばれ、危険に対して非常に敏感です。また、下脳は爬虫類脳と
も呼ばれ、もっとも原始的な自己防御機能を活性化します。つまり、脅
威にさらされたり、危険があるかのように感じたりすると、人は先のこ
とを考える間もなく、防御的に反応するものなのです。

侵入的な記憶

　侵入的な症状は、さまざまなことがトリガーとなって生じます。トリ
ガーとは、トラウマの記憶をよみがえらせるようなできごとや状況をい
います。家族に電話をかけたり、子ども時代に過ごした家に帰ったり、
映画のあるシーンを観たり、ニュースの記事を読んだり、虐待者が使っ
ていた石鹸や香水、コロンのにおいをかいだりすることが、過去の不快

な感情を思い出させるトリガーになります。また、パートナーや子ども
と揉めたり、だれかの名前を思い出せなかったり、駐車違反の切符を
切られたりするといった、よくある失敗がトリガーになることもありま
す。このような、通常だれでもするようなミスをしたときに、それを受
け流せず、自分に対して過度に批判的で厳しくなってしまうこともある
かもしれません。

　脅威を経験すると、それが現実のものであってもなくても、無意識の
うちに呼吸が変化します。たとえば、自分を傷つけた人を見かけたら、
呼吸は浅くなったり、速くなったりします。これは、身体が闘うか逃げ
るかのために備えているのです。人の身体は、自身が脅かされているの
を感じとります。動物もこの反応を起こしますが、一旦安全になれば、
動物は身震いしたり、動き出したり、フーッと息を吐いたりして、脅威
によって受けたストレスを発散します。しかし、人は「脅威」が去った
あとも、しばしば覚醒度の高い状態にとどまります。なぜなら、人の脳
は高度に発達しており、言語や思考によって経験を整理するように進化
しているからです。また、わたしたちは、じっと座っているのが礼儀正
しい態度だと教えられ、感覚や動作との本能的なつながりを抑制するこ
とを身につけてきました。

　心と身体のバランスを回復させる方法のひとつは、自律神経系のバラ
ンスを取り戻すことです。それには迷走神経を刺激する必要がありま
す。迷走神経は、脳と身体の間で、安全か脅威かを伝達し合う双方向の
情報ハイウェイと考えることができます。迷走神経を刺激することで、
副交感神経系の回復や治癒の質が高まります。神経系のバランスを整え
るのにもっとも手っ取り早い方法のひとつは、呼吸です。このあと紹介
する癒しの方法で説明します。

セルフケアをしよう

タマラとベンが経験した侵襲的・侵入的症状を読んでみましょう。ここでは、C-PTSDからの回復に役立つ3つの方法を学びます。ヨガ療法、認知行動療法（CBT）、アクセプタンス＆コミットメントセラピー（ACT）は、どれも研究によって有効性が示されたものです。こうした方法によって、再体験症状に気づきやすくなり、早目にバランスを取り戻せるようになっていきます。

タマラの話

「考えただけで、今でも胃が痛くなる」

「母は、決してわたしを叩いたりしませんでした。というのも、叩く必要がなかったから。母はただ、批判的な非難めいた目でわたしを一瞥するだけ。それだけで、わたしは萎縮してしまいました。子どもの頃は、毎日がそんな感じ。わたしは、受け入れられたり、愛されたりするのに全然値しない子だったんです。いつもうまくやれていないと感じていて、罰を受けるかもしれないと思っていました。考えただけで、今でも胃が痛くなります」

タマラの話は、痛々しいほどよくある話です。親の顔に浮かぶ厳しく批判的な表情に、子どもはのちのちまで影響を受けるのです。身体面に現れた影響のひとつが、タマラの胃痛です。ほかにも身体に表れるものとして、汗をびっしょりかく、リラックスや睡眠ができない、胸部の圧

迫感、心拍数の増加、呼吸困難などがあります。リマインダーによって
こうした反応が起こるわけですから、フラッシュバックから抜け出す方
法をすぐに考えつかないのも当然です。

癒しの方法
回復のための呼吸法

　息を吸うと交感神経系が働き、息を吐くと副交感神経系が働きます。
息を吸うよりも長く息を吐くことで、身体のリラックス反応を高めるこ
とができます。

　頭のなかで静かに数を数えながら、4カウントで吸って、8カウント
かけて吐いてみてください。10回くらい呼吸をしたら、自分の感覚に
意識を向けてみましょう。リラクセーションのために別の呼吸法をやっ
てみたければ、息を吸ってから吐くまでの間に息を止めて7数える「4-
7-8」の呼吸法を試してみましょう。息を止めていると不安やパニック
を感じるなら、息を止めている時間を短くするとか、全体的に短時間に
するのでもかまいません。重要なのは、これは実験だということ。時間
をかけて、自分の身体と心が知らせてくれるものに意識を向けることが
大切です。本書で紹介している癒しの方法は万能ではありません。自分
に合った信頼できる方法が見つかるまで、調整しながら自分に合わせて
取り入れていけばいいのです。

ベンの話

「なぜカッとなったのか、自分ではわからない」

「先日の夜、妻と10代の息子たちと食卓を囲んでいたときのことです。我が家の生活はストレスだらけです。わたしには仕事があり、妻は会社を経営し、息子たちは学校とスポーツがあります。その晩、いつもと同じように、息子たちは腹を空かせていて、妻はその日にあったことをしゃべりたがりました。突然、だれもわたしの話を聞いていないように感じたんです。ものすごく腹が立ち、家族全員をどなりつけたくなりましたが、必死で抑え、なんとかテーブルを離れて自室にこもりました。なぜカッとなったのか、自分ではわかりません」

　ベンの話は、フラッシュバックが起きた際、本人は何がトリガーになったのかわからない場合があることを示しています。妻と子どもたちに対するベンの反応は、どこからともなく現れました。しかし、彼はそのときの自分の反応が、妻や子どもたちの態度への反応としてそぐわないものだと認識できていました。彼は傷ついたり、怒りを感じたりするのは止められませんでしたが、感情を爆発させる前にその場を離れることができました。セラピーのなかで、彼は自分の話を聞いてもらえないという気持ちに気づき、のちに、それが子どもの頃からの傷であることがわかりました。何がトリガーになりうるかが理解できると、ベンはそれまでよりずっと、自分の感情に対してセルフコンパッションを持てるようになりました。そして、自分のニーズを妻や息子に穏やかに話せるようになりました。

癒しの方法
トリガーに気づこう

　侵襲的・侵入的な症状に対処するために重要なのは、自分のトリガーに気づいておくことです。そうすれば、フラッシュバックの引き金が引かれたとき、すぐに自分なりの対処法を使って落ち着き、安全感を取り戻すことができます。自分のトリガーを理解していれば、いつ感情が揺さぶられるできごとに直面しそうかを予測し、備えることができます。

　癒しの最初のステップは、自分のトリガーに気づくことです。時間をかけて以下のリストを確認し、自分のトリガーを書き留めてみましょう。よく見られるトリガーには、次のようなものがあります。

- ・過去に虐待をしてきた家族との接触（電話、訪問）
- ・子ども時代に住んでいた家に戻る
- ・子ども時代のトラウマを思い出させる最近のできごと（例：映画のワンシーン、ニュースの記事など）
- ・大切な人（配偶者、パートナー、子ども、友人）との衝突
- ・孤独感、見捨てられ感、拒絶された感じ
- ・コントロールを失う感覚
- ・におい、音、味など、過去を思い起こさせる感覚の体験
- ・ミスをする（例：駐車違反の切符を切られた、皿を落として割ってしまった）

　トリガーとなるできごとを特定したら、少し時間をとって、そのできごとが引き金となって生じた感情をふり返ってみましょう。おそれ、怒

り、悲しみ、無力感ですか？ それとも、過剰な自己批判でしょうか？
トリガーとなるできごとがあったら、身体のなかで生じた感情に意識を
向けてみてください。不安や過敏になる感じがしますか？ 心臓がドキ
ドキしますか？ 反対に、身体が動かせないような凍りついた感じです
か？ 衰弱して、疲弊した感じですか？ こうした感覚に対して、自分へ
の思いやりというセルフコンパッションを持ちながら探っていけるかど
うか、試してみてください。最後に、こうした感情や感覚が、これまで
にも感じたことがあるものかどうか考えてみましょう。子どもの頃に似
たような感情を持ったことはありませんか？ こうした記憶は、子ども
時代にやり残したことを知る手がかりになるかもしれません。

　トリガーとなるできごとがわかったら、思いやりのあるサポートを得
るために、そのトリガーをセラピストや大切な人に伝えるという選択を
することができます。再体験症状に気づければ、トリガーとなる状況を
あらかじめ避けるといったよい判断ができるでしょう。重要なのは、た
とえ侵襲的・侵入的な症状が不快なものだとしても、その痛みを感じた
からこそ、セラピーで話すべきことがわかり、癒しの機会につながると
いうことです。

セルフチェックをしよう

　本章では、C-PTSDの侵襲的・侵入的な症状を探しました。ここで少
し立ち止まって、ふり返ってみましょう。紹介した話は、自分と重なる
ところがありましたか？ 読んでいて、つらくなった部分はありました
か？ 癒しの方法を用いて過去のつらい記憶に対処できたことで、自信
が感じられたでしょうか？ そうならば、これからも必要なときには練
習を続けていきましょう。最後に、セルフケアの道具箱に加えるものと

して、アクセプタンス＆コミットメントセラピー（ACT）からヒントを
得た癒しの方法を紹介します。

癒しの方法
今の天気と天気予報

　感情は天気のようなものです。自分の感情を、「今の天気はどうかな」
と眺めるように意識して見てみましょう。たとえば、晴れた日のよう
に、穏やかでリラックスしているかもしれません。あるいは、だれかに
境界線を侵害されて、竜巻のように動揺しているかもしれません。

　これからやってくるできごとに備えて、「天気予報」を作ってみましょ
う。雨の予報が出ているときは傘を忘れずに持っていくように、自分に
とって大変なできごとにごまかさずに向き合えば、よりよい備えができ
るはずです。たとえば、口やかましい家族のもとを訪れる予定があるな
ら、悲しみ、傷つき、怒りといった感情の嵐への対応策を考えておくこ
とができます。このように起こりうることに気づいていれば、自分がよ
り守られ、地に足が着いていて、自分自身の中心とつながっていると感
じられるように変えていけるのです。たとえば、実家ではなくホテルに
泊まったり、そもそも訪問をとりやめる選択ができたりします。

　呼吸を数回して、今の感情の状態を表す「天気図」を作ってみましょ
う。天気のパターンに影響するできごとを考えてみます。自分の感情に
気づいたら、そんな自分を自分で受け入れることができるかどうか考え
てみましょう。たとえば、「わたしは今のままで大丈夫」とか「この感情
を受け入れよう」と自分に語りかけてもよいでしょう。

　事前に、これから起こりそうなことを考えてみるのです。気分を予測
する天気予報を作成できますか？　嵐の予兆に注意を払うことで、混乱

したやっかいな人生の場面に備えることができます。ただし、常に正確に天気を予測できるとは限りません。ときには、そのとき実際に感じることが予測と異なる場合もあります。天気予報を作る際には、だんだん予測精度が上がっているかどうかに注目しましょう。

第4章

抑うつ症状からの回復

「再び自分とつながれた感じがする」

小児期トラウマは、とくに虐待を止める方法や求めていた愛情が得られるすべがなかったとき、無力感やどうすることもできないという感覚をもたらします。トラウマが続くと、こうした無力感は自我の基礎を形づくります。本章では、C-PTSDにおける抑うつ症状について理解していきましょう。ネガティブな思考に対抗し、自分の感情を受け入れ、身体のなかのエンパワメントの感覚とつながるのに役立つ癒しの方法を学びます。抑うつ症状は、過去の結果ではありますが、あなたの未来を決めるものではないのです。

ブライアンの話

「何をやっても無駄だった」

　「僕が8歳のとき、両親は離婚した。その後、母はすっかりふさぎ込み、1年間、僕たちの前から姿を消したんだ。当時は、父と兄と暮らしていた。その頃から、学校から帰ると、兄が僕を殴るようになった。父に話したけれど、『泣くんじゃない』と言われただけ。どうしようもないと感じたよ。何をやっても無駄だった」

　ブライアンの話は、ケアをしてくれるおとなの保護がない状態でトラウマを受け続けた子どもがいだく無力感を示すものです。おとなになって、ブライアンは抑うつ症状に苦しむようになりました。彼は未来に対するネガティブな思考に悩まされていて、集中することができず、人生への興味を失っていました。ブライアンの主治医は抗うつ剤を処方しましたが、賢明なことに、ブライアンに子ども時代の様子を尋ねたのです。ブライアンがネグレクトや虐待を受けていたことを知った医師は、

セラピーを紹介しました。

　セラピーによって、ブライアンは自分の未解決だった小児期トラウマが抑うつに影響していることに気づきました。まず、ネガティブな思考のパターンを減らし、自分自身の内なる批判者をなだめるために、CBTとマインドフルネス・ツールを練習しました。それから、小児期トラウマがもたらす苦痛へのコンパッションのワークを行いました。痛みに向き合うのは難しいことでしたが、この取り組みは、何年もの間、苦痛を麻痺させ、感情をシャットアウトしていた彼が心から生きていると感じられるようになるのに役立ちました。ブライアンは、「再び自分とつながれた感じがする」と安堵の涙を流しました。

トラウマによる抑うつを理解しよう

　抑うつ症状とは、イライラしやすさ、以前は楽しめていたものに対する興味や喜びの喪失、未来に対する絶望感などを指します。最悪の事態を思い巡らせてしまったり、食生活や睡眠習慣が変化したりすることもあります。こうした症状が複雑性トラウマによって生じるものだという認識がない治療者によって、抑うつ状態と診断されることはめずらしくありません。C-PTSDと抑うつ状態には重複する症状があり、ブライアンの例のように、両方を併発することもあります。本章で紹介する癒しの方法は、原因に関わらず、抑うつ症状に対処するのに役立ちます。

　小児期トラウマによって自分の感情はだれにもわかってもらえないと感じたり、愛情のあるサポーティブな方法で接してくれる人なんていないと思ったりするかもしれません。拒絶、傷つき、怒りの感情を追いやることを身につけてきたかもしれません。今、おとなになって、自分の感情と距離をとったり、自分のニーズを否認し続けたりしている人もい

るでしょう。でも、こうした感情は自分自身のなかに蓄積されていくものです。たとえば、イライラしやすかったり、怒りを爆発させたりして、他者を傷つけたり怖がらせたりすることがあるかもしれません。恥や困惑の感情は、内なる批判者を刺激し、自分の感情をさらに追いやろうとする衝動を強め、悪循環を引き起こすことがあります。

　精神医学の教授で**ポリヴェーガル理論**の著者であるステファン・ポージェス（Stephen Porges）は、副交感神経系は安全であるか脅威を感じるかの2つの形で現れると説明しています。人が安全だと感じると、副交感神経系は安息とリラクセーションをもたらします。しかし、脅威を感じると、副交感神経系は無力感、疲弊感、やがて虚脱感に至る「血管迷走神経性失神（faint）反応」として知られるトラウマに関連した防御モードに入ります。子どもが長時間、この状態で過ごしていると、無気力、だるさ、倦怠感がおとなになるまで続き、自己意識全体に影響を及ぼします。

　心理学的にも、繰り返される心理的虐待や身体的虐待から逃れるすべがないとき、人は無力感をいだくようになります。今はもうトラウマティックな環境にいないのに、いまだに無力感をおぼえるというように。今なら、さまざまな選択肢があり、何らかの行動がとれるはずなのに、こうしたポジティブで人生を肯定するような別の可能性に目を向けたり、取り組んだりするのが難しくなるのです。マーティン・セリグマン（Martin Seligman）は、この「学習性無力感」のことを、変えられるものや変わるものは何もないという信念に伴って生じる無力感が蔓延した感覚だと述べています。

　認知行動療法（CBT）は、うつ病は、自分自身へのネガティブな見方、世界へのネガティブな見方、未来へのネガティブな見方という3つの思考パターンがあるとみなします。たとえば、自分は無力で、きっと世界は今までもこれからも繰り返し自分を失望させるはずだと思うがゆえ

に、癒しを求めても意味がないと考えてしまうのです。難しく聞こえるかもしれませんが、うつ症状から回復するには、自己抑制的な信念を変えていく必要があります。

　抑うつは、しばしば自己嫌悪に陥ってしまった怒りによって生じます。癒しとは、自分の感情を受容し、表出する力を取り戻すことです。虐待を受けたことに怒りを感じるのは、自分を守るための力を得るのに役立ちます。本章では、癒しの方法を探りながら、心、感情、身体を使って、今の生活のなかでエンパワーされた感覚が得られるようになることを学びます。

セルフケアをしよう

　ここでは、ジェンナとレオの話から、うつ病によくある経験をみていきます。ひとつ目の癒しの方法は、自分自身のコンパッションのあるまなざしを呼び起こし、自分の考えをマインドフルに観察できるようになるためのものです。これによって、自分の内なる批判者の声に気づきやすくなります。こうした意識があれば、人の根本的なニーズや感情に備えておくことができるようになり、自分で自分を守れるようになるはずです。

　言葉にできずにいた感情の重荷は、長年、重いリュックを背負ってきたような苦しい気分にさせるものです。2つ目の癒しの方法は、自分の感情をしっかり感じて、リュックを空にすることです。苦痛な感情の重みを解放することで、より軽やかに、より自由に感じられるようになるはずです。そうしたら、もうソファーで身を縮めているのがいやになるかもしれませんよ。行動に移したい、もっと働きたい、生活をしっかり送りたいといった願望が叶えやすくなるでしょう。

3つ目の癒しの方法は、うつ症状の生物学的な影響から回復するために、身体を動かすことや運動を生活に取り入れるものです。

ジェンナの話

「わたしは何ひとつうまくできない」

　「ほかの人はみんなうまくやれているみたいなのに、わたしはいつもおかしなタイミングで変なことを言ってしまうの。わたしは何ひとつうまくできない！　何がいけないの？」

　ジェンナは肩を丸め、うつむいてソファーに座っていました。彼女は意地の悪い内なる批判者から非難を浴びていたのです。彼女のネガティブなセルフトークは、「みんなそうだ」という過度な一般化や、「みんなはこうなのに」といった不公平な比較が頭に浮かぶものでした。彼女の心は、自分は決してちゃんとできないという信念にとらわれていました。それによって絶望感をいだいていたのです。

　セラピーのなかで、ジェンナは、自分自身に対して無情で批判的な態度で語りかけていたことに気づきました。彼女にとって、自分のネガティブな思考がうつ病に結びついていると認めることは容易ではありませんでしたが、時間をかけて受け入れられるようになりました。わたしは、ポジティブ思考が抑うつ症状を減らしたという研究結果を示して説明しました。彼女は、よりよい思考が効果的だとはすぐに信じられませんでしたが、自分に対してもっと思いやりのある話しかたをしてみることには、しぶしぶ賛成しました。しかし、やがて彼女は思いやりのある考えが自分の気分をよくし、絶望感を軽減させることに気づきまし

た。そして、思いやりのある考えを続けてみたのです。最終的には、ジェンナの厳しい内なる批判者の声は、実は、ミスに対してひどく厳しく非寛容的な母親から子ども時代にかけられていた言葉だったことに気づきました。現在、ジェンナは内なる批判者に言い返し、母親の残酷な言葉の重荷を手放し、より高い自尊心を持って自分自身を大切にできるようになりました。

癒しの方法
役に立つ思考を育もう

　こうしたマインドフルネスの実践は、自分の思考にコンパッションのあるまなざしを向けることで、偏った見方ではなく、愛情深く自分自身を受け入れる力を身につけられるようになるものです。瞑想の練習のやりかたを活用するのも役立ちます。瞑想の練習は威圧感を覚えることもあるので、ゆっくりと、たとえば1日5分の練習から始めるのでもよいでしょう。タイマーをセットすると時計を見ずにすみます。そして、楽な姿勢で座りましょう。椅子や床に置いたクッションに座ってもかまいません。数分間、楽に座れる場所ならどこでもけっこうです。

　では、自分の思考が助けになるものかどうかを知るために、自分の考えに注目してみましょう。重要なのは、その思考が「よい」か「悪い」かを判断しているわけではないということです。そうではなく、より大きな安らぎをもたらす思考と苦悩をもたらす思考の違いを認識するのです。

　この練習の目的は、心を明瞭にすることです。心を曇らせたり、混乱させたりするような考えを手放すことを自分に許しましょう。助けにならない思考とは、思いやりがなく、非現実的で、過度に一般化され、自滅的で、恥や自己嫌悪に満ちたものです。そうした思考は、しばしば内

なる批判者によって煽られます。助けにならない思考だと気づくサインには、自分を厳しく批判する、絶望感を高めるような堂々巡りの反すうなどがあります。助けにならない思考の例には、以下のようなものが挙げられます。

- わたしは価値のない人間だ
- わたしはポンコツだ
- わたしは負け犬だ
- わたしは何もうまくできない
- わたしは決してよくならない
- わたしのことを愛してくれる人なんているわけがない
- だれも信じられない
- だれもわたしの思いを満たしてくれない

　助けにならない思考を探る際は、いつも頭に浮かぶ決まった考えがあるかどうかに注目しましょう。それらはおなじみのものですか？ できれば、自分や世界についての否定的なメッセージをどこで、だれから学んだのか、自問してみてください。

　この練習の次は、こうした助けにならない思考を手放し、自分にとって助けになる、より正確な思考に替えることです。川岸に腰かけ、頭に浮かんでいた助けにならない思考を川に流すイメージをしてみましょう。代わりに、自分自身に伝えてあげたい助けになる思考はどんなものですか？ 以下に、自分自身へのコンパッションのある言葉をいくつか示します。

- わたしはありのままの自分を受け入れている
- わたしは愛されるために完璧でいる必要はない

- わたしはありのままの自分で十分だ
- わたしは親切にされ、敬意をもって扱われるべき存在だ
- すべての人を信用することはできないが、信頼できる人を見つけることはできる
- わたしは人間なのだから、ミスをしてもそれを受け入れればよい
- だれでも人間なのだから、わたしは人のミスも受け入れる

　この練習を終えたら、少し時間を取って、自分に優しく正確に語りかけたときの気持ちに注目しましょう。自分の気持ちがどうなったか、何か変化に気づきますか？ 身体はどんな感じですか？ この練習を重ねたら自分の行動がどう変化しそうか、想像できますか？ 繰り返し練習すれば、どんどん変化していけるでしょう。毎日のルーティンとして助けになる考えを育んでいくと何が起こるか、注目してみてください。

レオの話

「もう期待するのはやめた」

　「僕が自分の気持ちを妻に話さないものだから、彼女は僕に腹を立てているんです。僕にとって問題なのは、自分でも何を感じて、何を求めているのか、ちっともわからないことです。子どもの頃、僕はだれともしゃべれず、何か頼んだりすることもできなかった。みんな僕を無視するか、部屋に追いやったからね。もう期待するのはやめたんです。妻は、僕がぼんやりしているのは落ち込んでいるせいだと思い、セラピーを勧めてきました。自分はこういう人間ってだけなんですけどね」

理想的には、子どもが悲しみ、傷つき、怒りを感じたとき、思いやりのある親が愛情を込めて子どもを支えることによって、子どもは自分の気持ちを感じてもよいのだと思えるようになります。こうしたやりとりは、子どもに「弱くても大丈夫」「期待するのはあたりまえ」ということを伝えます。それと対照的に、レオの話は、子ども時代の情緒的ネグレクトによる深刻な影響をはっきりとうかがわせるものです。彼は、親のサポートを受けられなかったことで内なる意識が持てずに、自分の感情やニーズを認識したり、表現したりすることができなくなったのです。

　セラピーでは、レオは何の表情もなく、淡々とした口調で話していました。わたしたちはゆっくりと、だれかが心から自分を理解してくれたり、人とつながりたいというニーズを満たしてくれたりするのではないかという希望を捨てた少年の悲嘆と喪失に注目していきました。まず、レオが気持ちを感じていた時期を探りました。そして、彼が両親に対していだいた怒りや悲しみといった苦痛な感情を受け止めていきました。彼は長年、自分のニーズを否認してきましたが、わたしたちは彼の自立心の仮面の下にあるものを発見しました。レオはようやく、人とのつながりや愛といった偽らざるニーズを持てるようになったのです。今からでも遅くないと気づいた彼は、自分の気持ちを感じることができるようになりました。

癒しの方法
感情を受け入れよう

　抑うつ症状は、つらい感情を抑え込むことで表れやすいものです。ここで紹介する癒しの方法は、感情を認識することと、感情を表現することの2つのパートに分けられます。最初のパートは、感情が生じたとき

にそれを認識することです。これがとくに重要なのは、幼い頃に感情を取り合ってもらえなかったり、無視されたりしたことで、自分の感情を麻痺させたり切り離したりするようになった場合です。ソマティック心理学では、身体の感覚に焦点をあてて感情を認識することを学びます。たとえば、怒ったときに胸の締めつけを感じたり、悲しいときに喉が詰まった感じがしたり、恥ずかしいときに身が縮こまる感覚を覚えることがあるかもしれません。自分の感覚と感情を結びつける前に、定期的に身体をチェックする練習が必要になる場合もあります。自分の身体への意識を高めていくには、専門のセラピストに関わってもらうことも重要です。専門家は、あなたが自分の感情に注意を払ううえで役立つ表情や身体表現のわずかな変化を認識するのを手伝ってくれるでしょう。

　つらいできごとの記憶を思い出すことで、感情面の自己認識を深めていけるはずです。さまざまな身体の感覚の変化に注目してみましょう。そのつらいできごとの間、あなたは何を感じていたでしょうか？　あるできごとについて身体が緊張した部分と、そのできごとに対する感情の間にはつながりがあるでしょうか。

　感情を抑え込むと、抑うつ症状が悪化することがあります。癒しの方法で次に取り組むのは、自分の気持ちに耳を傾け、それを大切にし、表現するための余裕を持たせることです。よくある感情について、どんな表れかたをするか、詳しく見てみましょう。

怒り：すでに述べた通り、抑うつとは怒りが内に向いたものがほとんどです。怒りを感じ、それを表出する利点は、抑うつ症状から解放されるために必要なエネルギーを与えてくれるということです。怒りを感じると、胸や腕が締めつけられるようになったり、お腹や脚にエネルギーがこみ上げてくる感じになったりするのに気づくでしょう。健康的なやりかたで怒りを受け入れるというのは、それまで言葉にされてこなかっ

た裏切りや傷つき、あるいは虐待者に対して決して向けられずにいた憤怒といった感情に、声を与えるようなものかもしれません。急に、運動を始める気力が湧いてきて、さらに気分が高まるかもしれません。あるいは、怒りを何らかのプロジェクトの遂行に向ければ、自尊心を高めることにつながります。怒りは、自分のエネルギーを自己防衛に向かわせる感情でもあり、自分の境界線を明確にしたり、自分のニーズを積極的に伝えたりするのに役立ちます。

　恐怖：恐怖の感情には、おののき、震え、凍りつくような感覚を伴うことがよくあります。恐怖さえ無視すれば、その感情はなくなるのではないかと考える人も多いでしょう。でも、恐怖を抑えると活力がなくなり、抑うつ症状を悪化させるおそれがあります。あらゆる感情と同じように、恐怖と向き合うには勇気が必要です。過去のおそろしい時間を思い出すと、恐怖を感じることがあるでしょう。あるいは、現在の状況に脅威を感じる場合もあるかもしれません。もし、その恐怖が過去のものであれば、自分の勇気を探すために呼吸をしましょう。つまり、自分の身体を感じて、その感情に触れたり離れたりすることは、自分で選択できるものだと考えるのです。今は安全であることを思い起こしてください。もし、恐怖の感情が現在の状況からくるものなら、その感情は身の回りの危険について勇気を持って認識し、その危険から離れるために自分の人生を変えていくのに役立ちます。

　恥：恥は居場所がないことにまつわる傷です。恥の感情は、拒絶、屈辱、裏切りといった重荷をもたらします。さらに言えば、恥は自分に落ち度があるというまちがった信念につながっていることがよくあります。また、しばしば抑うつ症状を高めます。周囲と距離を置きたくなったり、世間から身を隠したくなったりするかもしれません。恥の気持ち

に耐えられないと感じるかもしれませんが、恥は自分が理解され、大切にされ、無条件に受け入れられ、愛されたいという、人の根本的なニーズと直接つながっています。恥の感情を受け入れるために、自分に対して優しく、愛を持って向き合ってください。幼い子どもを安心させるような方法で自分自身に語りかけ、自分のなかの最も弱い部分が十分にケアされていると感じてみましょう。

　悲しみ：言葉にできない傷つきや悲しみの感情は、抑うつ症状を引き起こすことがよくあります。悲しみは、悲嘆への献身的なアプローチだと考えられます。自分の悲しみに対して、愛情や思いやりのあるまなざしを向けてください。悲しみのなかに沈んで自己憐憫に浸ることと、悲しみを十分に感じることは異なります。あらゆる感情は、感じられるようにできていて、やがて鎮まるものです。悲しみを感じたり、それを手放したりするのは容易なことではありません。健康的な悲しみの表現とは、喪失を嘆き悲しみ、涙による癒しの力を体感することなのです。

セルフチェックをしよう

　本章では、自分の経験をふりかえる時間を少し取りましょう。自分を不安にさせたり、動揺させたりするものがないか注意してみてください。必要なら、本書を読むのを一休みしてもかまいません。それでもつらさが続くなら、C-PTSDからの回復には、セラピストによるコンパッションのあるケアがもっとも効果的であることを思い出しましょう。抑うつ症状はしばしば、無力感、絶望感、なすすべがないと感じる経験が積み重なったことで生じます。この蓄積された苦痛から解放されるには、時間がかかるものです。批判的で非難するような考えをコンパッシ

ョンのあるセルフトークに置き換えることを続けていきましょう。同様に、自分の感情を受け入れることをこの先もずっと練習していきましょう。過去の感情的な重荷を取り除くだけでなく、日頃から感じやすいつらい気持ちとつきあっていくのにも役立ちます。最後に、身体を動かすことでの治癒力に焦点をあてた方法を紹介して、本章を締めくくります。

癒しの方法

ストレッチ、緊張ほぐし、気分を上げる

　身体をゆっくり伸ばしたり動かしたりして、抑うつ症状に伴う身体の重圧感や緊張を解きほぐしていきます。動くのが久しぶりなら、軽いストレッチから始めるとよいでしょう。好きな音楽をかけてリビングでストレッチをしたり、外をゆっくり散歩したりするのもいいかもしれません。あるいは、ゆっくりとしたマインドフルな動きを教えてくれるヨガや太極拳、フェルデンクライス〔訳注：ソマティックの身体教育のひとつ〕のクラスに参加するのもよいでしょう。激しい運動でもかまいません。たとえば、速いペースで歩いたり、走ったり、自転車に乗ったりするなど。フィットネスのクラスに参加したり、ジムに行ってウエイトトレーニングをしたりするのもよいでしょう。心拍数を上げると、どんな感じになるかに注目してください。運動すると、気分をよくする化学物質であるエンドルフィンが増加し、自然な後押しをしてくれます。

　自分に合ったペースで動き、自分が楽しめる方法で身体を動かすことをお忘れなく。身体を動かしたあとは、身体の回復力を高めるために、自分自身に感謝する時間をとりましょう。本書で紹介しているほかの方法と同様に、継続的なセルフケアの一環として、この癒しの方法に取り組むことをお勧めします。

第5章

情動調整不全の
マネジメント

「バランスをとる練習中なの」

虐待やネグレクトの家庭で育った人々の多くは、健康的な方法で感情を表現することが苦手です。突然キレたり、泣き叫んだり、感情をコントロールできないと感じたり、もしくは自分の感情をシャットアウトして切り離したりするようになります。どちらのパターンも、C-PTSDをかかえる人の生活を混乱させる情動調整不全の例です。本章では、こうした症状の原因について考えていきます。つらい感情に対して、健康的でバランスよくつきあえるようになるためのスキルを学びましょう。こうした方法は、精神生活を豊かにし、喜びを感じる力を高めるものです。

クリスティンの話

「怒るとどならずにいられない」

「すべての始まりは、夫が出張に行くと言ったことでした。頭では、夫はわたしを愛していることも、出張が数日であるのもわかっています。でも、わたしは彼が自分を置いてどこかに行ってしまうんじゃないかと思っておそろしかったんです。自分でもコントロールできませんでした。怒るとどならずにいられなくて。その後、ひどい自己嫌悪に陥りました。今も涙が止まらないし、どうすればいいのかわからないんです」

クリスティンは、泣きながらオフィスに入ってきました。彼女は、感情に圧倒される思いと恥の気持ちにとらわれて、身動きがとれなくなっていました。わたしたちは、まず、きっかけとなったできごとを探しました。トリガーとなったのは、夫が出張に出かけると知ったことでした。そこで、置き去りにされることに対する彼女の恐怖の根源を探って

いきました。よくあることですが、子ども時代の家庭での人間関係のパターンに注目する必要がありました。

クリスティンは、母親がかわいいドレスや人形を与えてくれたことを覚えていました。でも、それは彼女が欲しいものでも、好みのものでもありませんでした。彼女が求めていたのは、母親からの愛だけでした。クリスティンがドレスを着るのをいやがると、母親は彼女に向かって「どうしてママのことを愛してくれないの！」とどなり、泣き叫びました。そして、何日間もクリスティンと口をきかなくなるのでした。

クリスティンは、癒しの一環として、弁証法的行動療法（DBT）で思考と感情の統合を表す概念である「賢明な心」とつながる練習をしました。頭では、彼女は夫が自分から離れるつもりがないのをわかっていました。でも、感情面で錯乱してしまったのです。「賢明な心」を通して、彼女は自分の気持ちが夫に向けたものではなく、子どもの頃のできごとに対するものだとに気づきました。クリスティンは、「わたしは強い感情とバランスをとる練習中なの」と言えるようになり、出張に行かなければならない夫のニーズを受け入れられるようになりました。今では、彼女は地に足がついた感覚を持ち、子ども時代の傷の痛みに向き合うこともできています。

情動調整不全を理解しよう

　情動調整ができていると、地に足がついた感覚があり、おだやかでいられます。つらい感情は人生で避けられないものだということをコンパッションを持って受容することができます。これは感情に圧倒されたり、感情が麻痺したり、自他を傷つける行動に頼ったりすることなく、さまざまな気持ちを表現できるということです。**情動調整**によって、人

は健康的な決定を行い、自分のニーズを伝え、他者とうまくコミュニケーションがとれるようになります。対照的に、**情動調整不全**は、悲しみ、憤怒、恐怖といった感情が抑えられず、仕事に集中したり、子どもを育てたり、愛情のある関係を維持したりする力が妨げられている状態です。クリスティンのように、見捨てられることへの恐怖があるかもしれません。あるいは、だれかの行動が引き金になったり、大切な人が自分に失望したときに苦痛を感じたりすることもあります。情動調整不全は、あとから後悔するような行動につながることがよくあります。たとえば、他者に怒りを向けたり、自分自身を傷つけたい衝動に駆られたりするといったように。こうした行動は、自己嫌悪に陥ったり、痛みから逃れるには自殺するしかないと考え始めたりする悪循環にはまりやすいものです。

　情動調整不全は、小児期トラウマのサバイバーによくみられるものです。なぜなら、人は子どもの頃に感情をコントロールする方法を学ぶからです。子どもが社会的・感情的知性を発達させるには、健康的で、思いやりがあり、気配りのできるおとなが必要です。親の仕事とは、子どもが十分に安全を感じられ、不快な感情を表せるようにすることです。サポートされていると感じた子どもは、ストレスを感じたとしても、それは一時的なものであり、エンパワメントされたり、関係性を一層深めたりするポジティブな経験に変えられるものだと学びます。しかし、親自身が感情的に圧倒されていると、子どもの健康的な情緒を育むことができません。こうした危険な状況では、子どもは感情を爆発させたり、感情を切り離したりします。なかには、子どもが親の苦痛に過敏に反応したり、親の情緒的ニーズに応じざるを得なくなったりすることもあります。

耐性の窓

　子ども時代に学んだパターンは、おとなになっても、泣きわめいたり、すぐに怒ったり、無気力でぼんやりしたり、他者の感情に過度に同調したりする傾向として現れます。こうした情動調整不全のパターンは、「耐性の窓」の外にいることを示しています。耐性の窓とは、ダン・シーゲル（Dan Siegel）による用語で、人が圧倒されることなく対処できるストレスの範囲のことをいいます。最適なゾーンの内側にいれば、心乱れる感情や苦痛な身体感覚にうまく対処することができます。耐性の窓の内側にいれば、ある程度のストレスを処理して、安心感を取り戻すことができるわけです。しかし、耐性の窓の外側にいると、恐怖やイライラ、落ち着きのなさ、怒り、過度に泣きわめくといった過覚醒な情動を感じるでしょう。こうした感情は、交感神経系が働いていることを意味します。逆に、低覚醒の情動は副交感神経系の反応です。疲弊感、気だるさ、無力感、鈍感さ、感情の麻痺、抑うつを感じたりします。C-PTSDのある人は、しばしば過覚醒と低覚醒の波があります。

　子ども時代に学習された情動不全のパターンは、おとなになっても続くことが多いものです。闘争（fight）、逃走（flight）、媚びへつらう（fawn）、凍りつき（freeze）、失神（faint）といった反応の傾向がみられるかもしれません。詳しく見てみましょう。

　闘争：闘争反応をとりがちな人は、自分や他者に批判的になったり、怒ったり、激昂したりすることがあります。自分でも感情のコントロールをしなくてはと思っているかもしれません。闘争のパターンがあるなら、セラピーで自分の怒りとのつきあいかたを学び、怒りの感情の健康的なはけ口を探せるようになるとよいでしょう。怒りの感情を自分や他者に向けるのではなく、怒りのエネルギーを使うことで、境界線を引い

たり、自分の力を感じたり、被害を受けている人を守ったりすることができます。

　逃走：逃走反応をとりやすい人は、ちょっとしたことに驚きやすく、周囲を過剰に警戒し、身を守ろうとします。ふわふわと意識が飛びそうになったり、「頭の中が真っ白」になったり、うまく考えられなくなったり、自分の身体から切り離されたように感じることもあります。トラウマのリマインダーから逃れようとしているのかもしれません。こんなときは、ゆっくりと身体とのつながりを保ち、今ここでマインドフルネスを高めることに集中する必要があります。

　媚びへつらう：子どもが親の情緒的ニーズに応えようとし続けると、子どもは別の防衛体制を用いるようになります。ピート・ウォーカー（Pete Walker）は、これを「媚びへつらう」反応と呼びました。この反応は、脅威の源である相手をなだめたり、喜ばせようとしたりすることをいいます。虐待者の情緒的ニーズや身体的ニーズをケアすることによって、自分が攻撃されないようにするという対処です。この服従的な反応は、多くの場合、虐待者への病的なアタッチメントによるものです（第9章でより詳しく扱います）。問題が残されたままの媚びへつらう反応は、おとなになると、関係性を維持するために自分のニーズを犠牲にするという共依存的なパターンにつながることがあります。もし、この反応に悩まされているなら、自分の境界線を築くことに焦点をあて、自尊心を高めていくことが重要になります。

　凍りつき：凍りつき反応は、自分の生命が脅かされていると思ったときに固まってしまうことです。車のヘッドライトに照らされた鹿を考えてみてください。息を止めて、身体を動かすことができなくなるような

凍りついた状態を想像できるでしょう。動物が身震いしたり、動き出したり、フーッと息を吐くことでストレスを発散させるように、人も凍りついた反応から自分を解き放つために癒しの動作をとるのが役立ちます。

　失神：失神反応は、脅威にさらされ、生き残るためにエネルギーを節約する必要があると身体が判断したときに起こります。この反応とともに、分離した感じ、解離、麻痺、他者から離れたい気持ちに駆られることもあります。もしくは、吐き気、めまい、視力障害が起こる場合もあります。こうした症状は、死が避けられないかもしれないと察知したときに作動する原始的な防御システムに拠るものです。この失神反応を癒すには、自分の意識にゆっくりと注意を向けなおすとよいでしょう。たとえば、身のまわりを見渡す時間をとり、自分がリラックスして落ち着ける手がかりに注意を向けていきます。あるいは、自分が安全を感じられる人とつながることで、どんな気持ちになるか探ってみるのもよいでしょう（第6章で詳しく述べます）。

耐性の窓を広げよう

　トラウマからの回復では、まず、臨機応変に対応できる力を育むことに焦点をあてます。言い換えれば、自分自身の耐性の窓の内側にいられるようにするのです。一度でもうまくできたと思えれば、トラウマからの回復は、より広い範囲の情緒的苦痛に対処する力を高めてくれます。これは耐性の窓を広げるものになります。弁証法的行動療法（DBT）において、このプロセスは「苦悩耐性を高める」と呼ばれています。不快な感情や身体感覚にコンパッションを持って注意を払い、そうした感情や感覚に対して反射的に反応する必要がないと認識すれば、耐性の窓を広げることができます。たとえば、イライラしたり、呼吸の仕方が変わ

ったり、集中力を欠いたり、急に疲れたりすることがあるかもしれません。こうした感情を押しのけようとするのではなく、その感情に興味を向けてみるのです。これらの感情が過去とつながっていることに気づくかもしれません。もしかしたら、身体は現在の状況を変えなければならないことを知らせているのかもしれません。衝動的に反応するのではなく、ポジティブな対処法をとることで、境界線を引いたり、自分自身を擁護したり、不健康な関係性を注意深く終わらせたりするなど、より賢明な行動を選ぶことができるはずです。

　自律神経系の不安定さは、身体の健康にも影響をもたらします。長期間、耐性の窓の外にいると、消化機能、睡眠、免疫システム、心血管系の健康に問題が生じやすくなります。しかし、身体の知恵を活用して、自分を癒すこともできます。たとえば、子どもの頃、危険な状況で身を守ることができなかったのであれば、ゆっくりと注意深く、抑圧されていたエネルギーを解放する力を取り戻していきましょう。このように、長年、身体に残されていたトラウマティックな状況を解消する動作をとることで、自分の健康を守ることができます。

セルフケアをしよう

　闘争、逃走、媚びへつらう、凍りつき、失神反応の説明をもう一度読み返してみてください。自分の情動反応のパターンに近いものがありましたか？　こうした気づきは、本書の癒しの方法に取り組むのと同じくらい有益なものになるはずです。では、次に紹介するボニーとカールの話でも書かれているように、情動調整不全のよくある症状をみていきましょう。ひとつ目の癒しの方法は、苦痛耐性を高めるのに役立つものです。2つ目の癒しの方法は、ソマティック心理学に基づき、身体の癒し

の力を活用するものです。癒しには忍耐が必要であることを覚えておきましょう。自分の感情や感覚と優しく向き合い、無理のないペースで取り組むことをお勧めします。不快感をかかえられる力を高めても、それで終わりではありません。苦痛に対する耐性を高め、身体感覚に触れ続けていられるようになることは、自分への思いやりであるセルフコンパッションを高め、他者との関係性を改善するなど、たくさんのポジティブな変化の基盤になります。

ボニーの話

「感情に触れてしまったら、 自分が自分じゃなくなりそう」

「対処法としての飲酒と薬物使用を始めたのは、12歳のときでした。両親がそばにいなかったから、自分で苦痛に対処する方法を見つけたんです。すごく孤独でした。学校には友人もいなかったし、妹たちでさえわたしを無視して、ろくに口もきいてくれませんでした。わたしは30代になってお酒をやめましたが、今でも過去の痛みに苦しんでいます。壁の向こうに、たくさんの感情が隠されているようなもの。感情に触れてしまったら、自分が自分じゃなくなりそうなんです」

ボニーは、自分の感情に気づいてしまったら、自分が自分ではなくなりそうだとおそれていました。断酒をしてもなお、情緒的苦痛に悩まされていたのです。現在、彼女は自身でビジネスを始め、新たなプロジェクトの立案や準備にほとんどの時間を費やしています。彼女は忙しくすることで、恥や悲しみといった傷つきやすい感情を押しやっているので

す。彼女は成功しているのにも関わらず、将来の心配が尽きません。

　セラピーで、ボニーは自分の感情を切り離しているときもあれば、情緒的・身体的な苦痛で消耗することもあると語りました。この「全か無か」という白黒思考のパターンが裏目に出ていたわけです。彼女は過去とのつきあいかたを学ぶ準備ができました。そこで、苦痛への耐性を高めるDBTスキルを学びました。当初、ボニーには、自分の感情を切り離すパターンがあったので、ゆっくりと注意深く感情と身体感覚に向き合う練習を重ねていきました。最終的に、こうした取り組みによって、ボニーは自分が子ども時代の痛みを乗り越えられるだけの強さがあると気づくことができました。

癒しの方法
苦悩耐性を高めよう

　セラピーの重要な目標は、痛みを伴う感情にうまく対処する方法を身につけることです。どんなにがんばっても人として生きるうえで困難は避けられないため、つらい感情とのつきあいかたを学ぶことが大切です。だれでも不快な感覚や気持ちを感じると、「**どっかいけ！**」とか「**もう手に負えない**」といった考えのクセに陥りがちです。こうした思考は、自傷行為や感情の爆発につながったり、物質乱用に駆り立てたりするものです。

　苦悩耐性とは、マインドフルネスの実践にほかなりません。ここでも瞑想のやりかたを活用することができます。タイマーを5分間でセットすれば、時計を見ずにすみます。椅子や床に置いたクッションに座ったりして、楽な姿勢をとりましょう。まず、自分の感覚と感情に注意を向けます。不快な感情に気づいたら、その感覚や感情を押しのけようとす

る衝動のままにふるまうのではなく、自分の身に起きていることに興味を向け続けてみてください。どんな感情も一時的なものだと思い出すのもよいでしょう。

　自分の身に起きていることを判断するのではなく、その感覚を説明してみてください。感情の強さ、緊張している身体の部位、この本の手触り、自分の呼吸の感覚に注目しましょう。もう少しだけ自分の感情に寄り添っているとどうなるか、観察してみてください。呼吸を続けていったときのわずかな変化に気づきましょう。おそらく、マインドフルで内省的な意識を向けたことによって、苦悩が自然にやわらいでいくのがわかるはずです。あるいは、より意識的に根底にある感情に向き合えるようになり、問題が解決されるかもしれません。

カールの話

「本当に手に負えないと思う」

　「3歳の息子と過ごすのがつらいんです。息子はごくふつうの子どもで、年齢相応の行動だというのもわかっています。でも、息子が僕の言うことを聞かないのには耐えられない。たとえば、外出するときに車に乗らないとか、寝る時間なのになかなか眠らないとか。息子が泣くと、本当に手に負えないと思うんです。身体が震えて叫びたくなるくらい」

　カールは、息子が言うことを聞かない場面がトリガーとなり、情動調整不全に陥っていました。幸いなことに、彼は自分のパターンに気づき、情動調整不全が子どもに問題を生じさせる前に助けを求めてきました。カールとわたしは、「手に負えない」感じについて考えていきました。カールが自分の情動反応に注目するなかで、彼は子ども時代のつら

かった記憶を思い出しました。彼は、母親がどんなふうに自分を落ち着かせ、思いやりのある接しかたをしてくれたかではなく、母親がいかに怒ったかを説明しました。こうした経験から、彼は自分の感情はだれにも扱えないものだと思い込んだのです。

　カールが語った「身体が震えて叫びたくなる」という状態は、過覚醒と耐性の窓の外にいたことを示す症状です。こうした身体反応は、彼の子ども時代の感情やアタッチメントの傷と直接つながるものでした。さらに重要なのは、その気持ちが過去の問題を解決し、癒しにつながったということです。身体に注意を向けたことで、カールは叫びたくなる衝動が、目の前の状況ではなく、母親に対してかかえ続けていた怒りと関連していることを認識できました。すると、カールは息子に向かって叫びたくなる衝動が収まってきているのに気づきました。今では、息子にとって愛情あふれる親になるために、エンパワメントをもたらす身体感覚を用いることができるようになりました。息子と一緒にいるときにつらい気持ちになっても、深く呼吸して両脚に意識を向けることで、自分の情動を調整し、その場にいられるようになるとわかったのです。

癒しの方法
身体感覚の探求とエンパワメント

　ソマティック心理学では、トリガーとなるできごとに対して身体がどのように反応するかに自覚的になることを勧めています。過覚醒の「闘争―逃走反応」に陥るのではなく、不必要な緊張を解き放ち、今を感じ、エンパワーされるような動きを探っていきます。反対に、「凍りつき、失神反応」の場合は、くつろぎながらも注意を払う状態でいられるように、自分の感覚に意識を向け、呼吸を感じることに集中します。以下の

リストは、情緒面で圧倒されたり、気持ちがシャットダウンしたりしたときに身体の状態を探る方法です。エンパワメントをもたらす動きを身体に意識を向けながらゆっくりと練習しましょう。それぞれの動きを2、3回繰り返したあと、しばらく間をおいて、身体や心の感じかたがわずかでも変化するか確認してください。

- 壁に向かって立ち、両腕で壁を力強く押します。押して離すのを何度か繰り返します。境界線を引いて、自分が望まないことや危険なものを押しやるイメージをしましょう。
- 座りながら、もしくは、立ったままで、地面に両脚を押しつけ、脚の大きな筋肉に意識を向けてから、緩めてみましょう。だれもあなたを押し倒すことはできないという確信を持って、しっかりと踏ん張ってみてください。
- 立ち上がって、その場でゆっくりと身体に意識を向けながら歩いてみましょう。健康的ではない状況から離れていくのをイメージしながら。
- 自分にとって大切なものに手を伸ばすように、両腕を前に伸ばしてみましょう。自分が求めているものに触れようとするのは、どんなふうに感じられるでしょうか。
- 自分が求めるものを手にしたとイメージして、両腕を胸に引き寄せてみてください。受け取ることは、どんなふうに感じられるでしょうか。
- 何らかの感情がわいたなら、それに伴う身体感覚に意識を向けてください。感じる部分に両手をあてがい、軽く押しながら、深呼吸をしてみてください。
- 椅子やソファーの背にもたれて身体を休めてみましょう。ゆったりすると、自分がバラバラになりそうな感じがしますか。もしそ

うなら、リラックスしながら目を覚ましておけるように、筋肉に力を入れてみましょう。

セルフチェックをしよう

　本章では、情動調整不全を取り上げました。ここで少し立ち止まって、セルフチェックをしてみましょう。書かれていた内容で、気持ちが高ぶったり、トリガーになったりした部分はありましたか？ もしそうなら、本書で紹介している癒しの方法はどれも繰り返し練習することで使いやすくなっていくと覚えておいてください。情緒的に圧倒されたり、気持ちがシャットダウンしたりするのが続くようなら、本を読むのではなく、専門的でトラウマに詳しいセラピストの助けが必要です。あなたの症状は、より多くのサポートを求めるべきサインかもしれません。本章の最後に紹介する癒しの方法は、トラウマ回復への旅を続けるなかで、自分の穏やかな部分、自分自身とつながりを感じられる部分、そして自分の核となる部分に到達するためのものです。

癒しの方法
自分の内なる知恵に手を伸ばそう

　何か決断を下すとき、感情に頼りすぎていたことはありませんか？ 気分が不安定だったり、衝動的だったり、混乱していたかもしれません。反対に、決断するときに、思考に頼りすぎていたことはないでしょうか？ あとになって、自分の気持ちを後回しにしてしまったと思ったり、心のなかで本心をつぶやいたりすることがあるかもしれません。も

しかしたら、頭の中が冴えていて、直感に従おうと思ったこともあるでしょうか。自分の内なる知恵を使うことは、中道（中正なる道）を行くようなもので、感情や論理的な思考を考慮したバランスのとれたアプローチです。

　内的家族システムと呼ばれる心理療法モデルでは、内なる知恵、つまり自分が何者であるかについて、穏やかで、自信があり、コンパッションのある核となるものを「セルフ」と呼びます。弁証法的行動療法（DBT）では、これを「賢明な心」といいます。正しさや真実について知らせてくれる内なる声のことです。どちらの流派でも、マインドフルネスの方法を用いて内なる知恵に到達できるようにします。

　内なる知恵に手を伸ばすには、身体が知っていることに耳を傾ける必要もあります。こうして文章を読んでいるときも、立ち止まって、自分の直感が感覚を通してどのように伝えられているかに注目します。今、直面している人生の課題について考えてみましょう。その際、お腹、胸、喉にみられるわずかな変化に耳を傾け、それを感じてください。呼吸のしかたにちょっとした変化がありますか？　これらの信号を無視するのではなく、**「わたしの身体は、わたしに何を知らせたいのだろう？」**と自問する練習を続けてください。時間をかけて、自分の身体、心、感情がどんなふうに連動して、内なる知恵に近づく手助けをしてくれるのかを見つけていきましょう。

第6章

解離症状からの回復

「わたしはもう、過去をおそれない」

解離症状は、自分や他者を混乱させたり、分離した感じをもたらしたりします。解離は、今まさに起きているトラウマのストレスに対処し、生き延びるために学習された行動です。痛みを遠ざけるために、解離症状に頼っているところもあるかもしれません。ですが、未解決のままのトラウマをかかえていると、解離症状がますますひどくなったり、充実した生きがいのある人生を送る力が損なわれたりするかもしれません。本章では、今、安全であるという感覚を高めることで、過去の苦痛に向き合い、その痛みを癒していきます。それによって、トラウマティックな人生のできごとについて否認したり、押しやろうとしたりする必要はないと思えるようになるでしょう。

レナの話

「話さなければ、なかったことになる」

「叔父が初めてわたしにみだらなことをしてきたのは、わたしが12歳のときでした。わたしは窓を眺めていたのを覚えています。できごとのあと、あれはすべて自分のせいだと思い、ひどい自己嫌悪に陥りました。両親には言えませんでした。叔父からの虐待は、それから数年間続きました。わたしはとても混乱しました。叔父のことは好きでしたが、彼がしていることはまちがっているとわかっていました。話さなければ、なかったことになると思っていたんです。今、わたしは50代ですが、あのできごとを話さずにいたことが、長年、自分を傷つけてきたのだと気づきました。ようやく自分を癒す準備ができたんです」

レナは、過去に性的虐待を受けた女性や男性が名乗り出て、被害体験

を語っているニュース記事を読みました。それによってセラピーを受ける勇気を得た彼女は、初めて自分の体験を打ち明けることができたのです。彼女のなかの一部分は癒されたいと思う一方、幼い少女が直面した現実は否認していたいと思う部分もありました。

　セラピーのなかで、レナは生活のなかでどんなふうに解離が起きているかに気づけるようになりました。彼女は、自分の感情や身体を分離させていたのです。ときどきぼんやりと空<ruby>空<rt>くう</rt></ruby>を見つめて、気づくと10〜15分経っていることがあるのにも気づきました。レナは、マインドフルネスを用いて自分の身体に意識を向けてみました。初めのうち、この取り組みは苦痛なものでした。数日間は、彼女は何も感じないほうがマシだと思うほどでした。ですが、徐々に彼女は、不快感をかかえていられる力を身につけていきました。さらに、自分自身とのつながりを保つほうが有益であることにも気づきました。レナは、エンパワーされる感覚と自分の直感とのつながりをより感じられるようになりました。

　レナは、過去について話す準備ができたと思えました。成育歴を詳しく思い返していくと、両親はほとんど家におらず、しょっちゅう飲みに出かけていたことがわかりました。レナは、幼かった自分にできた最善の対処をしていたのです。つまり、解離することで、自分の混乱、恐怖、怒り、恥、嫌悪といった気持ちを押しやっていたわけです。セラピーでは、叔父からの虐待にまつわる気持ちも整理し、最終的には、そのできごとで心が乱されることが減っていきました。彼女は「わたしはもう、過去をおそれない」と高らかに言い、エンパワメントの感情を表しました。セラピーが終結すると、性的虐待サバイバーのための権利擁護団体で活動を始めました。

解離症状を理解しよう

　解離症状はめずらしいもので、非常に重大でトラウマティックなできごとに直面した人にのみ起こるものだと誤解している人が少なくありません。「解離」と聞いて、多重人格のパーソナリティだとか、記憶が曖昧になるとか、「記憶喪失」のようなものだと思った人もいるのではないでしょうか。ですが、解離は連続体であり、解離症状の多くは比較的よくみられるものだということはあまり知られていません。

　たとえば、解離は、疲労感、ぼんやりした感覚、忘れっぽさ、気をとられるような感覚をもたらします。もしくは、レナのように自分の身体と分離しているようになり、「頭にこびりついて離れない」と感じることもあります。なかには、解離が子どもに戻ったかのような感覚をもたらし、幼さや戸惑い、未熟さを感じることもあるでしょう。考えや行動が、自分のものではないかのように感じるかもしれません。解離症状の重さによっては、世界が非現実的に感じられたり、どうやってその場所に来たのか記憶がないまま現場に到着したりすることもあります。なにより重要なのは、解離症状はすべて、今なお続くストレスや脅威を生き抜くうえで役立っていたということです。

　解離症状の原因がわかれば、自分を思いやるセルフコンパッションが強まったり、恥の感覚が軽減されたりするかもしれません。生理学的観点からみると、解離は第5章で述べた「失神（faint）」反応と関係しています。解離は、副交感神経系が引き金となって起こります。人は脅威的な経験から逃れるすべがないと感じると、身体が動かなくなり、無力感や絶望感をいだくものです。

　「失神」反応が起こると、感覚を麻痺させる作用のあるオピオイドが自然に体内に放出され、頭がぼうっとして、だるく、眠気を感じます。

解離状態の人には、吐き気、めまい、血圧の低下、不明瞭な言葉、視力障害などもみられます。心拍数および血圧が低下し、ときに急激に下がることで、血管迷走神経性失神と呼ばれる失神または心因性（非てんかん性）発作を引き起こすことがあります。こうした身体反応に加えて、C-PTSDのある人は、トラウマティックな記憶からの解離によって、さまざまな慢性疼痛状態になったり、疾患にかかりやすくなったりします。

解離と記憶

　解離は、トラウマティックな体験を正確に思い出す力を阻害することがあります。身体的虐待や性的虐待といった脅威のレベルが高い状況におかれると、脳がサバイバルモードになるからです。長期にわたって何が起きたのかという時系列的な記憶は、前頭前野と海馬によって作られます。対照的に、扁桃体は、記憶のうち感覚的・情緒的な部分を保持する脳の領域です。トラウマティックなできごとのあいだ、アドレナリンの分泌によって扁桃体への血流が増加し、におい、音、身体感覚といった感覚の断片が非常に強く記憶されます。同時に、言語、発言、学習、事実の長期記憶をつかさどる脳の領域への血流が減少します。そのため、被害を受けていたときの感覚は細かく覚えていても、何が起きたのか、できごとを時系列的には思い出せなくなるのです。また、自分の体験を他者に伝えようとしても、筋の通った話ができなくなることもあります。

　出生時または乳幼児期にトラウマを経験すると、その記憶は身体と神経系に強く刷り込まれます。専門家は、3歳までの記憶を子どもが言語や発話を発達させる前に形成された「前言語期記憶」と呼んでいます。前言語期記憶は、運動パターンや感覚として記憶されます（別名「身体記憶」）。この記憶には、母親、父親、またはほかの養育者との幼児期のア

タッチメント関係をどう感じたかが含まれます。早期に小児期トラウマを経験すると、本人には理由がわからなくても、強い感情、身体感覚、解離症状が生じる場合があります。

防御としての解離

　子ども時代のトラウマティックなできごとは、何年も前に終わっていたものでしょう。ですが、解離症状はしばしば成人期まで持続します。心理学的には、解離は過去のトラウマを断ち切るための防御とみなします。解離にはしばしば仕事に没頭したり、やけ食いをしたり、物質乱用といった別の回避的防御も含まれます（第2章参照）。自分の人生をまっとうできている部分と、過去の痛みをかかえた部分の分かれ目で、解離が起こる人もいるでしょう。それによって、仕事や育児をしているとき、あるいは食料品を買いに行くときは「大丈夫」と感じられていても、帰宅してひとりきりになると、自分のなかの幼い子どもがかかえている気持ちを感じやすくなるかもしれません。そのようなときは、トラウマティックなできごとは何年も前のことなのに、今でも続いているように感じられます。場合によっては、アイデンティティが複数に分裂したり、別のアイデンティティが出てきたりするような複雑な解離が生じることもあります。それによって、どうやってそこに辿りついたのか、そこで何をしていたのか、覚えていないこともあります。

　解離症状はしばしば、過去のトラウマティックなできごとによる広範な情緒面への影響について認識したり、十分に理解したりすることができないと感じるがために起こります。第1章で述べたように、トラウマの専門家は、C-PTSDからの治癒は段階的に進めることを推奨しています。治癒のための最初の段階は、安全と安定を確立することです。ここでは、解離症状についてコンパッションを持って自覚できるようになる

ことが役立ちます。第二段階では、トラウマティックな記憶に直面し、トラウマを扱っていきます。ですが、解離症状があると、トラウマの解消や統合に進む準備ができていないと感じられるかもしれません。その場合は、自分が安心できるまで、安全と安定の確立を優先させましょう。

　過去のトラウマの詳細が思い出せなくても回復できると知っておくことが大切です。ソマティック心理学では、何を経験したかの詳細よりも、本人の感覚と感情に焦点をあてていきます。ソマティック心理学によるセラピーの目標は、過去のトラウマティックなできごとはすでに終わったものだと認識することであり、将来の目標や希望に向けて取り組んでいきます。

セルフケアをしよう

　本書で紹介している癒しの方法はどれも、いろいろな意味で、C-PTSDの解離症状からの回復にも役立ちます。たとえば、"今ここ"を感じるマインドフルネス（第2章）、安らぐ場所を思い浮かべよう（第2章）、回復のための呼吸法（第3章）、感情を受け入れよう（第4章）、苦悩耐性を高めよう（第5章）など、いずれも回復の第一段階である安全と安定の確立に重点を置くものです。必要なだけ何度でも、癒しの方法を練習することをお勧めします。

　次に挙げる2つの癒しの方法は、トラウマや解離からの回復の第二段階に焦点をあてています。ひとつ目の方法は、解離症状に対する自己認識を高めるものです。2つ目は、トラウマティックな記憶を安全に扱い、自分に合ったペースで取り組むものです。このあと紹介するマットとジュリーの話を読んでどんなことを感じたか、そして彼らが選んだ方法がどんなふうに回復に役立ったかに注目してみてください。本書は、解離

について思いやりを持って理解し、解離を適切に扱えるような専門的でトラウマに詳しいセラピストの代わりにはなりません。必要なときに支援を求めることは健康の証です。

マットの話

「映画館を飛び出し、駐車場に逃げ込んだときの記憶がない」

「金曜の夜、友人たちと映画を観に行ったんです。僕はこの夜を楽しみにしていて、まさか映画が僕の心をかき乱すことになるなんて思ってもみませんでした。その映画には、男性が自殺するシーンがありました。僕は映画館を飛び出し、駐車場に逃げ込んだようですが、その記憶がないんです。友人たちが探しに来てくれて、自分がどうなったのか教えてくれました。一体、何が起きたのでしょう?」

マットは20代前半で、これまでセラピーを受けたことはありませんでした。映画館での自分のふるまいがこわくなった彼が母親に相談したところ、サポートを受けるよう勧められたとのことでした。マットの成育歴を探るなかで、うつ病と診断されていた父親が、マットが3歳のときに自殺したことがわかりました。マットは何も覚えていませんでしたが、父親が亡くなったとき、彼は家にいたようでした。彼は父親を自殺で失っただけでなく、母親もそれから数年間、精神的に追いつめられていきました。

マットの子ども時代の話を聞いてから、映画を観たときの反応について考えていきました。わたしはマットに「父親を亡くした少年の気持ち

を想像してみて」と伝えました。最初、マットは何も感じないと言っていましたが、身体に注意を向けていくと、息を止めていたのに気づきました。彼は感情を麻痺させたり、息を止めたりするのが、どちらも感じないようにするための方法だったと認識しました。それから数週間のうちに、彼は自分の感情を切り離すための別の方法も自覚するようになりました。やがて彼は、少年時代の自分がどれほどおそれと孤独を感じていたかを思い浮かべられるようになりました。最終的に、マットは父親の死について語りながら、身体と感情を感じ続けられるようになりました。彼は、自分の重要な部分を統合していったのです。

癒しの方法
解離症状に気づこう

　トラウマから回復するには、解離症状を自覚できるようになることが大切です。解離症状は、比較的軽度なものから非常につらいものまで、連続体であることを覚えておいてください。よいとか悪いとかを判断せずに、次のリストを見て、これらの行動が自分にもあてはまるか考えてみてください。こうした症状がどんなふうだったか、日記に書いてもかまいません。重要なのは、解離が起こるときの兆候への認識を高めて、解離症状が悪化する前によりよいケアができるようになることです。早めに気づけば、本書で紹介している癒しの方法も使うことができます。地に足がついた感覚や安全が感じられる方法をやってみましょう。現在、セラピーを受けているなら、セラピストとこうした症状について話し合うことをお勧めします。セラピストは、健康上の目標を達成するために一緒に取り組むチームの一員だからです。

- 空（くう）を見つめたり、白昼夢を見たりする
- 注意を払うことが難しい
- 突然、理由もなく疲れを感じる
- 場面や相手によって、異なるふるまいをする
- 自分がだれなのかわからなくなるときがある
- 自分が幼い子どものように感じたり、子どもっぽくふるまったり、たどたどしくしゃべったりするときがある
- 5歳以降の子ども時代のできごとを思い出せない
- 霧のなかから世界を見ているような感じがする
- 感覚が麻痺したり、身体や感情と切り離されたように感じたりする
- 吐き気やめまいにおそわれるときがある
- 世界が奇妙で非現実的に感じられるときがある
- 身体が麻痺したようになり、うまく動けないときがある
- その場所まで、どうやってたどり着いたのかわからない
- 買った覚えがないものがある
- 原因不明の発作や痛みがある

ジュリーの話

「急に疲れを感じて、めまいがする」

　「わたしのどこが悪いのかわかりません。よい生活を送っていますし、仕事も好きだし、帰宅して犬と過ごすのも楽しみですし、ありがたいと思っています。ただ、急に疲れを感じて、めまいがするんです。医者にも原因がわからないと言われました。それで、セラピーを受けることを勧められたんです。わたしには意味がないと思うのですが」

　ジュリーの身体症状は、彼女にとって気がかりで混乱するものでした。最初、彼女はセラピーで何かが変わるとは思っていませんでした。しかし、わたしたちは、精神的・身体的健康に関する手がかりを求めて、彼女の子ども時代について探りました。ほどなく彼女は、健康状態が改善したことに気づきました。

　ジュリーは、理想的な子ども時代を送っていたと話しました。両親は地元で高い評価を得ており、彼女は4人きょうだいの第一子でした。子どもたちはきちんとした身なりで、毎週日曜には教会に行き、いつも行儀よくしていました。しかし、ジュリーがこれまでだれにも打ち明けずにいたのは、閉ざされた場である家庭でのストレスでした。父親はとても厳しく、母親は整理整頓がまったくできませんでした。長女として、ジュリーは弟や妹の面倒をよくみていました。彼女は早く成長しなければならず、遊んだり、部屋を散らかしたり、悲しんだり、怒ったりすることができませんでした。彼女はいつも、ちゃんとやらなければならないという重圧を感じていたのです。

　セッションのなかで、ジュリーがめまいやぼんやりした感覚、疲れを感じたときは、その経験に細心の注意を払っていきました。彼女は、そうした身体的な不調が、悲しみや傷つき、他者とつながることへの切望を伴っていることに気づきました。子ども時代をふり返っていくと、幼い少女だった彼女は母親や父親の関心を心から求めていたのに、両親とつながりたいという自分のニーズを抑えなければならなかったことに思い至りました。彼女は、波風を立てたくなかったのです。わたしたちは、彼女の情緒的ニーズが押しやられ、長年にわたって彼女の身体に抑え込まれていたことを認識しました。今では、彼女は自分らしくなれる居場所を見つけています。

癒しの方法
二重注意を持とう

　「二重注意」は、トラウマティックな記憶に安全に向き合う方法とし
て、EMDR療法とソマティック心理学の両方で用いられています。こ
れは自分が安全であることを示す手がかりに注意を払いながら、同時
に、つらい記憶をふり返っていくものです。解離症状がある人にとっ
て、二重注意を持つことは、トラウマティックな記憶を考えるときに圧
倒されそうになる感情を軽減するうえで必須のスキルです。

　二重注意を持つには、今現在を意識することと、過去のつらい場面を
意識することを交互に行います。子ども時代のもっともつらい傷を考え
る前に、サポーティブなセラピストを見つけるとよいでしょう。最近、
感じたストレスのうち比較的安全なできごとから練習を始めることで、
二重注意のスキルを身につけられるようになります。この練習を5分間
やってみることから徐々に始めましょう。タイマーをセットすると、時
計を見ずにすみます。

　この練習をするために、安全で気持ちが安らぐ場所を見つけてくださ
い。少し時間をとって周囲を見回し、リラックスして落ち着いた気分に
なるようなものを見つけてください。では、最近ストレスを感じたでき
ごとを考えてみましょう。自分の身体感覚や感情に注目してください。
呼吸の仕方や姿勢の変化に注意してみましょう。数分経ったら、ストレ
スフルな記憶を脇に置いて、周囲に意識を戻してください。深く呼吸し
て、まだ残っている苦痛を手放しましょう。リラックスして落ち着いた
気分になるまで、今ここに集中してください。ストレスフルな記憶と安
全を感じられる手がかりに対して交互に慎重に意識を向けましょう。

　この練習が終わったら、身体の状態を確かめてください。ストレスフルな場面のふり返りを切り替えて、安らぎや落ち着きを取り戻せるようになりましたか？　この方法は、一度試しただけでは変化が感じられないかもしれませんが、練習を重ねて、二重注意の探求に費やす時間を長くしていってください。時間をかけて、生活のなかでストレスフルな場面があっても安心感を取り戻しやすくなったかどうかに注目しましょう。

　ちょっとしたストレスでも、解離症状のトリガーになったり、感情があふれそうになったりすることがあります。感情に圧倒されそうになったら、その症状を認めることが大切です。この練習を中断し、第1章の癒しの方法「選択権を取り戻そう」に戻りましょう（37ページ参照）。

セルフチェックをしよう

　本章では、C-PTSDの解離症状について理解を深めました。ここで少し立ち止まって、ふり返ってみましょう。今、本を読める状態ですか？ 読んでいて、つらくなった部分はありましたか？ そうならば、本書で紹介している癒しの方法をいつでも試してみてください。あるいは、思いやりがありトラウマに詳しいセラピストにサポートを求めるのが有益かもしれません。次に説明する癒しの方法は、副交感神経系と迷走神経を使って、バランス感覚と落ち着きを生み出すのに役立つものです。

癒しの方法
神経系を育もう

　社会神経系を介して、迷走神経の治癒力を活用することができます。社会神経系とは、安全や他者とのつながりを感じるための迷走神経のうち、もっとも新しく進化した回路です。つらさを感じたときに、落ち着いていられるように副交感神経系を調整する働きをします。この練習は、安全だと感じる時間と場所で行うことが重要です。少しずつ時間をかけて、自分の気持ちに注目してみましょう。

- 迷走神経を刺激するために、心休まる音楽を聴いて、ハミングをしましょう。
- 片手を心臓の上に、片手をお腹の上にあて、何度か深く呼吸します。
- 両手で、頭や顔に優しく触れてください。頬にそっと触れたり、頭を撫でたりします。親友や子どもの顔に愛情を込めて触れているのをイメージしましょう。
- ポジティブな気持ちにさせてくれるエッセンシャルオイルで嗅覚を働かせましょう。
- だれかとつながっているとか愛されていると感じたときの思い出をふり返りましょう。リラックスして、その記憶のポジティブな感情に浸りましょう。
- ペットやぬいぐるみ、柔らかい毛布を抱き寄せてみましょう。
- 思いやりのある友人に電話して、つながっている体験を味わってください。

第7章

健康的な対人関係を築く

「自分と他者を信頼することを学んでいるところ」

本章では、C-PTSD をかかえる人によくみられる対人関係上の問題を探っていきます。小児期トラウマは、非難したり、批判したり、大切な人からいたずらに身を引いたりするといった、よくない関係性のパターンを引き起こします。相手と親密になれない人もいれば、反対に、ひとりになるのをおそれる人もいます。子ども時代に虐待やネグレクトを経験すると、自己主張したり、健康的な境界線を維持したりするのが難しくなります。本章では、傷ついたとか拒否されたと感じたときに、自分に対する深い思いやりであるセルフコンパッションに変えていく方法を学びます。より効果的に対人葛藤に対処する方法もみていきます。それによって有意義なつながりと満足できる関係を築けるようになります。

ジェニファーの話

「もう拒絶されるのは耐えられない」

　「決断することができないんです。相手が求めるものばかりに合わせて生きてきたから、自分を見失ってしまったの。自分の望みがわかったとしても、恋人に伝えるのはこわい。もう拒絶されるのは耐えられない。わたしが彼の元から離れて急に電話に出なくなったら、彼はきっと混乱するでしょうけど」

　セラピーに来たジェニファーは、自分の対人関係について、戸惑いと不満があると話しました。そこでわたしたちは、そうした感情と彼女の子ども時代がどのように関係しているのかを探りました。ジェニファーは、幼いときに母親に助けを求めたときの思い出を話してくれました。母親がどんなふうに自分を見て笑ったのか。この記憶は、子どもが母親

を求めるというあたりまえのニーズを持つことに幾度となく恥の気持ち
をいだかせるものでした。彼女は、母親の表情やしぐさへの観察眼が鋭
くなりました。ジェニファーは、母親に失望されないように「イイコ」
でいることを学んだのです。

　一緒に取り組むなかで、セラピーはジェニファーのおとなとしての自
意識を高め、地に足がついた感覚を強め、彼女は対人関係で臨機応変に
ふるまえるようになりました。幼い頃に経験した苦痛に対して、より深
いコンパッションを感じられるようになったのです。彼女はなぜ自分自
身を見失い、恋人に望みを伝えられなくなったのかについて理解を深め
ました。そして、たとえ拒絶される感覚がもたらされるリスクがあって
も、自分のニーズを主張しようとするようになりました。ジェニファー
は、おそれを感じたときは、愛情深いつながりを恋人に求めることで、
自分自身を守れるのだとわかったのです。安全感は、友人や同僚といっ
た別の関係性にも広がっていきました。彼女は満足し、満面の笑顔を浮
かべながら、「わたしは自分と他者を信頼することを学んでいるところ
なの」と言いました。

対人関係にまつわる問題を理解しよう

　C-PTSDをかかえる人たちにとって、健康的で持続的な関係性を築く
ことは難しいものです。人生のなかで、安全に養育してくれる人との関
わりがほとんどなかったり、まったくなかったりしたかもしれません。
たとえ安全な養育者であっても、そうとは思えないこともあるでしょ
う。ジェニファーのように、小児期トラウマやアタッチメントの傷つき
をかかえて育つことは、他者と有意義で満足のいくつながりを築く力に
影響する可能性があります。

対人関係の問題は、さまざまな形で表れます。たとえば、何をするか
わからない虐待的な親がいたら、子どもは罰を受けたり、拒絶された
り、あるいは見捨てられたりしないために、親の望みに応えながら生き
延びてきたかもしれません。あるいは、年齢不相応に自立することで、
他者とのつながりを避ける生きかたを学んだかもしれません。いずれに
せよ、虐待やネグレクトの原因は自分にあり、自分が悪いのだと誤信し
てしまうのでしょう。それによって、低い自尊心や自分は愛されない邪
魔な存在だという信念が形作られることがあります。心のなかでは、自
分はぞんざいに扱われるに値する存在だと信じているのかもしれません。

　小児期トラウマの記憶によって、他者の意思や感情を勘違いしやすく
なることがあります。たとえば、実際には、パートナーは仕事など自分
と無関係なことで腹を立てているのに、「自分に対して怒っているのだ
ろう」と思い込んだりします。あるいは、本当は、信頼できる気遣いの
ある人に対して、「不誠実な人にちがいない」と考えて不安になったりし
ます。このように、過去の苦痛と現在起きていることを分けられない
ときがあるでしょう。それによって、自分自身や大切な人を苦しめてしま
う防衛的な反応が生じることがあります。

親密な関係性

　小児期トラウマは、パートナーとの情緒的で性的な親密さに支障をき
たすことがあります。子どもの頃に虐待された記憶を思い出してしまう
ために、パートナーから愛情を込めて触れられるのに抵抗を感じたり、
自分もそばにいたいと思っているのに、大切な相手から逃げ出してしま
いそうになったりすることがあるかもしれません。通常の何でもない理
由で離れているだけなのに、見捨てられる不安を感じたり、根拠のない
嫉妬を覚えたりすることもあるでしょう。相手に失望されないように、

あるいは共依存のパターンに陥って、自分の物理的・精神的境界線をないがしろにすると、自分のニーズを後回しにした関係を続けてしまいます。なかには、相手を傷つけるような言いかたをしたり、あるいは、自分に暴力をふるったり、そっけない態度をとったり、拒絶したりするといったパートナーの「危険信号」に気づけずに、親密な関係性において傷つけられるパターンが生じる場合もあるでしょう。

子育て

　対人関係の難しさは、子育てのなかでも起こります。たとえば、子どもの頃に自分が愛されている、わかってもらえていると感じられなかったなら、わが子が身体的にも情緒的にも十分な世話をされているのを見ると、いわれのない嫉妬の気持ちがわくかもしれません。あるいは、子どもの頃に言いたいことを口にできず、自分のニーズを我慢してきた人は、子どもが「いや」と言うと恨みがましい気持ちになることもあるでしょう。なかでも、子どもが攻撃的なふるまいをすると、感情を爆発させている子どもの姿がトリガーになることがよくあります。わが子をどなりつけたくなったり、手をあげそうになったりするほど自分が激高しているのに気づいたら、地に足が着いた感覚が戻り、気持ちが落ち着くまで、その場を離れましょう。もし、こうした気持ちが頻繁に起こるなら、治療的なサポートを求めることをお勧めします。

友人や同僚

　ネグレクトや虐待といった子ども時代の傷つきは、友人や同僚との満足のいく関係性を築きにくくします。境界線を引くのが難しかったり、つきあいを断わって孤立したりすることがあります。上司と話すときに

自分の意見を主張するのがためらわれたり、人前で話さなければならないときに、不安でいっぱいになったりするかもしれません。こうした社交不安は、実際にはそんなことはないのに、自分が他者に批判されているように感じて、自己否定感を強めてしまいます。人から拒絶されると思い込み、不用意に人を遠ざけてしまうこともあるでしょう。そして、相手が自分から離れていくと、見捨てられた事実を基にして「ほら、やっぱり自分は愛されない」と自分に言い聞かせるのです。

　対人関係のなかでトラウマを負うと、他者とのつながりに強いおそれを感じるようになります。人間の真の優しさへの信頼を取り戻すことなんて、もう無理だと感じるほどに。もし、過去にだれかから深く傷つけられたなら、信用に値する親切な人もいるのだと思えるようになるのに時間がかかるかもしれません。事実、他者から見捨てられたり、暴力をふるわれたりしたときのつらい記憶に向き合うことは、容易ではありません。また拒絶されるかもしれないという苦痛のリスクを負うのには、大きな勇気が必要です。しかし、愛されることは、人が生まれながらに持っている権利であり、だれもが望んでいることです。パートナーや子ども、友人、そしてコミュニティ全体と、健康的で愛情のある関係性を築くことができます。たとえ、子どもの頃に安全なアタッチメントが持てなかったとしても、おとなになって安全なアタッチメントの感覚を身につけることができます。

セルフケアをしよう

　ここでは、次に紹介するパトリシアとジョンの話から、対人関係の問題が人生に及ぼす影響をみていきましょう。パトリシアとジョンが対人関係においてより健康的なパターンを身につけるのに役立った癒しの方

法も学びます。こうした取り組みは、自分のなかの幼い部分がかかえている傷つきやすい気持ちにコンパッションを向けていくことで、おとなである自分自身とのつながりを強化するものです。これらの練習にゆっくり取り組んだり、思いやりのある治療関係のなかでパーツワークを練習したりするのが役立つことを覚えておきましょう。もし、こうした練習がつらければ、この部分を読み飛ばし、地に足がついたように感じられるようにするための別の癒しの方法を探しましょう。

パトリシアの話

「その感覚は、幼い頃の気持ちを呼び起こす」

「幼い2人のわが子と一緒に家にいると、パニックになるんです。過去にとらわれたような感じがして、怖くなってしまって。その感覚は、幼い頃に母が私と妹をどなり散らしていたときの気持ちを呼び起こすんです。母はものすごく怒っていて、私たちは身動きできなくて」

パトリシアの話からわかるように、子育てのなかで子ども時代のトラウマが呼び覚まされることはよくあることです。自分が幼いときに戻ってしまったかのように感じる人もいるでしょう。そんなときは、過去の記憶にまつわる不安やおそれを感じるものです。次に紹介する癒しの方法を用いて、パトリシアはおとなになった自分についての意識を高め、さまざまなコーピングができるようになりました。それによって、パトリシアは以前よりも地に足がついた感覚がするようになり、母子だけで過ごす場面がトリガーになることも減っていきました。

癒しの方法

おとなである自分をよりどころにしよう

　子ども時代に体験したケアされないままのトラウマティックなできごとは、しばしば自分のなかの幼い部分が記憶しています。これはインナーチャイルドと呼ばれているものです。ときには、自分のなかの幼い部分と一体化して、自分が小さい存在と感じられたり、不安になったりするかもしれません。この癒しの方法は、おとなの自分とつながるための方法であるパーツワークセラピーに由来します。おとなになると、子どもの頃には不可能だったことも選択できるようになります。おとなの自分をよりどころにすることは、過去のできごとが今はもう過ぎ去ったことだと認識するのに役立ちます。この癒しの方法は、フラッシュバックが起きたときにも有用です。順序通りにやらなくてもかまいません。いろいろ試してみて、自分に一番合うものを見つけてください。

- 自分の手を見てください。おとなの手だとわかるでしょう。
- 立ち上がってドア枠の上に手を伸ばし、自分の身長を感じてみましょう。自分の身体はおとなの大きさであるのがわかるでしょう。
- 時計とカレンダーを見てみましょう。自分の意識を今ここに向けるために、現在の時刻と日付に注目しましょう。
- 子どもの頃にはできなかったけれど、今の生活ではできることを2つ、3つ挙げてみましょう（例：運転する、仕事に行く）。
- 自分に「**わたしはもうおとなで、今は安全だ。わたしは自分で選択し、行動することができる**」と言い聞かせましょう。

ジョンの話

「社会的な場面で自信が持てない」

「みんなにとって、外に出て友人を作るのは簡単なことみたいですね。でも、僕は違う。子どもの頃、学校でいじめられていたことを思い出してしまうから。社会的な場面で自信が持てないんです。僕はもう努力するのをやめました。僕はどこかおかしいんでしょう」

ジョンの話は、小児期トラウマがさまざまな社会的な場面で有意義な関係性を築く力に影響を与えることを示しています。ジョンは学校でいじめられただけでなく、両親もジョンがその影響を乗り越えるための手助けをしてくれませんでした。両親は、ジョンの心の支えにならなかったのです。母親はずっと心配していましたが、父親は仕事ばかりで家庭には無関心でした。ジョンは学校でがんばることで対処しようとしたものの、友人を作ることができませんでした。大学生になったジョンは、ほかの学生がすぐに友人を作るのを見て、自分ももっと自信を持ちたいと思いました。悲しいことに、彼はますます孤立していったのです。

セラピーで、ジョンは小児期トラウマやネグレクトの影響について自己認識を深めていきました。彼は初めて、自分の怒りや傷つきを感じられるようになりました。わたしたちは、子どもの頃に、支えになってくれて、守ってくれて、愛情深い両親がいたらどうだったか考えました。自分の苦しみを話しても泣き崩れることのない母親だったらどんなふうに感じただろう、と。また、息子を気にかけ、信じてくれて、学校でのいじめに対して彼自身が立ち上がれるように支えてくれるような父親だ

ったらどうだったか想像しました。ジョンはこうした癒しの経験を思い浮かべながら、自分の人生がどんなふうに違ったものになっていたかを考えました。時間が経つにつれ、ジョンは次第にエンパワーされ、友人関係を築き始め、学内のイベントにも参加するようになりました。彼は、以前よりも気安く会話できるようになり、相手もポジティブに応じてくれることや、いろいろなイベントに誘ってくれていることに気づけるようになりました。ジョンは、社会的アイデンティティを再構築していったのです。

癒しの方法
修復体験を想像しよう

　C-PTSDからの回復のためには、子どもの頃に感じた苦痛を認めることが大切です。次に紹介する癒しの方法では、新たな癒しや修復体験を想像して、自分のなかの幼い部分をケアする関係性を育むことができます。たとえば、子どもの頃に孤独を感じていたり、ネグレクトされたりしていたなら、自分のなかの幼い部分に寄り添ってくれるような人を想像してみましょう。おそれを感じていたり、脅かされたりしていたなら、修復のプロセスは、今、守られていると感じる体験をもたらすかもしれません。虐待や暴力を受けていたなら、危険な環境から離れたり、救出されたりすることが修復体験になるでしょう。あるいは、屈辱感や恥の気持ちをいだいていたなら、受け入れてもらえた経験を想像することが、修復のプロセスになるかもしれません。ですが、もし、何かがトリガーになったと感じたならば、先ほど紹介した癒しの方法の「おとなである自分をよりどころにしよう」によって、自分のおとなの部分の感覚を強化することから始めましょう（120ページ参照）。

この練習は、自分に苦痛をもたらす子どもの頃の特定のできごとを想像することから始めます。できごとをじっくり詳細に思い浮かべて、当時の気持ちを想像してみましょう。もし、このときの自分の写真を見たとしたら、どんな表情をしているでしょう？　何か気づくことはありますか？　それから、その経験のなかで欠けていたものをじっくりふり返ってみましょう。そのとき、あなたが一番求めていたものは何でしたか？　自分のなかの幼い部分に必要なものは何でしょう？　たとえば、世話をしてもらうこと、守られること、救い出してもらうこと、しっかり受け止めてもらうこと、あるいは別のことでしょうか？

では、自分のなかの幼い部分のニーズを満たすことを想像してみましょう。今、おとなになった自分が、子どもの頃の自分を訪ねたり、当時、そばにいてほしかった人を想像したりするのもよいでしょう。時間をかけて、子どもの頃の自分に癒しの言葉をかけたり、癒しになる行動をとったりすることを想像してみてください。今、どんなことに気づきましたか？　どんな気持ちがして、身体はどんなふうですか？

この癒しのひとときを味わうのに、10分ほど時間をかけてください。自分のなかの幼い部分が癒されたと感じるまで、過去の記憶に戻って、何度でもこの方法を繰り返しましょう。過去の苦痛な記憶にコンパッションや愛情のある優しさを向けるのが難しければ、小児期トラウマを癒すためには、思いやりのあるセラピストと一緒に取り組むのがよいことをお忘れなく。ですが、もし、この方法で楽になれるようなら、別の記憶についても同じようにやってみるとよいでしょう。

セルフチェックをしよう

本章では、今、健康的な対人関係を築くために、過去の対人関係に

おける傷を癒すことに焦点をあてました。対人関係の問題は、C-PTSD
や小児期トラウマの中心的なものだと覚えておきましょう。とくに大切
な人との葛藤が生じているときは、自分自身に優しくすることが大切で
す。対人関係の問題は、生涯にわたって続くかもしれません。でも、そ
うした困難にみまわれたときは、誠意を持って話し、大変な場面を修復
しようとすれば、その困難さの影響は少なくなるはずです。本章の最後
に紹介する癒しの方法は、現在の生活で健康的な対人関係を育むスキル
を練習するものです。

癒しの方法
健康的な対人関係スキルを練習しよう

　対人関係のなかで何かがトリガーになると、大切な人に暴言をはいた
り、相手とのつながりを断ち切りたくなったりする衝動に駆られたりす
ることがよくあります。しかし、こうした方法は、困難な場面を乗り越
えるのには役立ちません。以下のリストは、友人、同僚、パートナーと
の葛藤を何とかするために提案するものです。これらのスキルを決まっ
た順番でしなければならないわけではありません。試してみて、自分や
相手との関係性にもっとも役立ちそうなものを見つけてください。

- 何かがトリガーになったと感じたら、部屋の外に出て、10から0
  までカウントダウンして、どなる、批判する、やりこめる、殴り
  たくなる衝動を手放しましょう。
- 自分の身に起きていることに目を向け、声を出して自分の感情を
  名づけましょう。たとえば、「今、わたしは［怒り、悲しみ、恐怖］
  を感じている」など。他者に対する感情に気づいたら、それがど

んなふうに変化していくかに意識を向けましょう。

・他者の思考、感情、ニーズに対して、あなたがどう思っているか
　を伝えるために、相手に尋ねる時間をとりましょう。

・背筋を伸ばして、心を開いたら、相手と目を合わせて、姿勢を整
　え、自信を持って言いたいことを伝えましょう。

・その関係性のなかで自分が望んでいることと望んでいないこと
　を、はっきりアサーティブに伝えるとどんな感じがするかに意識
　を向けてみましょう。

・相手は「ノー」と言うかもしれませんが、それでもかまわないと
　認識しましょう。

・他者について批判したり、責めたり、非難するようなコメントは
　避けましょう。

・自分が正しいと思わないことを頼まれたときには「ノー」と言い、
　はっきりと境界線を引くようにしましょう。

・つらい会話はいつでもやめて一息つくことができますが、落ち着
　いたら会話に戻ってくることを約束しておくのがお勧めです。

・相手を傷つけるような言いかたや態度をとったことは認めて、大
　切な人ともめた場面は自分から主体的に修復しましょう。

・だれでもまちがうものであると自分にも相手にも伝えましょう。
　あなたは完璧である必要はありませんし、だれもが完璧ではあり
　ません。

第8章

自己認識の問題
からの回復

「今なら、自分のせいではなかったとわかる」

本章では、C-PTSD が自己認識や自己価値にどのような影響を与えているのかについて説明します。虐待やネグレクトの経験はしばしば自責の念や恥の感情を引き起こします。それによって、自分が悪い、自分はキズモノだ、自分には価値がない、自分は落ちこぼれだと信じてしまうのです。癒しのために、自己認識にまつわるさまざまな問題に取り組んでいくことが重要です。ここでいう問題には、精神的、情緒的、身体的なものがあります。練習を重ねることで、自己価値に対する肯定的な感覚を取り戻せるようになるでしょう。

セバスチャンの話

「自分の身に起きたことは、全部、僕のせい」

「確かに、父は僕を殴りました。でも、それだけ僕が扱いにくい子だったんです。自分の身に起きたことは、全部、僕のせいなんです！」

　セバスチャンは、家庭を支えるために建設会社で一生懸命働いていました。彼は、責任感の強い夫であり、父親でもありました。しかし、トリガーに触れると自分自身に暴言を吐くのです。こうした自分への攻撃は、何かミスをしたと感じたときにことさらひどくなりました。彼はこんなふうに言うのです。「僕は負け犬だ！　何をやってもうまくいかない！　僕の何がいけないんだ！」こうした批判的な言葉を妻や娘にぶつけることもありました。それによって、彼はますます自己嫌悪に陥りました。こんなときの自分を、彼は「モンスター」と呼んでいました。

　セバスチャンがセラピーに来るのを後押ししたのは妻でした。彼女は、彼の子ども時代が平坦なものではなかったことを知っていたので、

夫が彼自身にきつくあたるのを見て、胸を痛めていました。セラピーでは、セバスチャンの成育歴をふり返りました。彼は自分自身を「けんか早い子ども」だったと答えました。学校では勉強が得意ではなく、決して優等生ではありませんでした。彼は、非行に走ったり、悪い成績をとったりしたときに、父親がどんなふうに自分を叩いたかを話しました。父親の暴力は、セバスチャンがまだ幼いときから始まっていました。10代になる頃には、彼は「悪い集団」とつるんで、飲酒したり、ケンカしたりするようになりました。

　当初、セバスチャンは、父親のしたことはまちがっていないと信じていました。彼は、自分が扱いにくい子だったから叩かれたのだと言いました。しかし、わたしたちは、この厳しい内なる批判について話し合い、本当は、彼が非常に大きな恥の気持ちをいだいていることに気づきました。父親につらくあたられただけでなく、母親も自分を守ってくれなかったのです。それによって、彼は自分が殴られるに値する子どもだと思い込みました。セバスチャンの自己批判的な思考は、両親に対していだいていた怒りを自分に向けたものだったのです。

　このパターンに気づいた彼は、自分の気持ちを話せるようになりました。子どもの頃は、自分の傷つきを打ち明けられる安全な環境がなかったために、彼はつらい気持ちから自分自身を守っていたのだと気づきました。セバスチャンはこう言いました。「今なら、自分のせいではなかったとわかります」と。やがて彼は、さらに自己受容ができるようになり、自分のミスにも寛容になり、妻や娘に自分の気持ちを話せるようになりました。

自己認識にまつわる問題を理解しよう

　セバスチャンの話に示されていたように、子ども時代のトラウマ歴は、自己認識との苦しい闘いを引き起こすことがあり、しばしば自分はキズモノである、自分は劣っている、自分には価値がない、あるいは自分は愛されないといった不当な信念に基づく自己意識を発達させます。こうした信念には、羞恥心や自責感が伴います。どこにも居場所がないとか、自分はほかの人とは違うと感じるのはよくあることです。自己認識の問題から、他者に拒絶されているとか、批判されていると、誤解してしまうこともあります。

　自己認識にまつわる困難さは、虐待のある家庭においてよく起こります。子どもは、虐待やネグレクトが自分のせいであると信じています。なぜなら、虐待やネグレクトは子どもにとって非常におそろしく、自分の親や養育者が危険な存在であるという事実に向き合うことができないからです。子どもは養育者に全面的に依存しています。子どもが生き延びるためには、たとえそれが空想にすぎなくても、危険な環境を耐えられるものにしなければなりません。たとえば、子どもは虐待という現実に直面するのを避けるために、理想的なママやパパを作り出したり、「悪い」親がいるというおそろしい現実を見ないようにするために、自分が「悪い」子どもであるせいだと責任を負おうとしたりします。

　恥の気持ちや自分には価値がないという思いは、日常で起こるちょっとした些細な拒絶の積み重ねによっても起こります。たとえば、親とのつながりを求めてワクワクしながら手を伸ばしたのに親が関心を示さなければ、子どもは拒絶されたと感じるでしょう。また、学校でママのために作った特別な図工の作品を持ち帰ったあと、それがごみ箱に捨てられていたのを目にしたときも。子どものつながりたいというニーズが繰

り返し拒絶されれば、怒りや悲しみの感情がわくのはもっともなことです。健康な関係性では、こうした感情に気づいてもらい、受容してもらうことで、修復のプロセスにつながります。しかし、第7章で述べたように、小児期トラウマがあると、つながれないというこの痛ましい場面に気づいてもらえず、修復されることもありません。こうした裏切りの経験が解決されないままだと、それが蓄積されて自己意識に影響を及ぼします。

　小児期トラウマにまつわる恥や怒り、傷つきの不快感に耐えるのは難しいことです。成人になったサバイバーは、完璧主義、容赦ない自己批判、そしてアディクションに苦しむことがあります。たとえば、悲しみの感情を回避するために、他者に怒りをぶつけたり、自分を過度に批判したりします。こうしたときは、セラピーを受けたり、本書で紹介している癒しの方法を用いたりして、自分の傷つきを受けとめていくことが大切です。そうすることで、逃げ出したり、自分を傷つけたり、他者を攻撃したりすることなく、自分の感情とともにいることができるようになります。

　自己認識に関する問題は、身体面にも表れます。たとえば、自分には価値がないという思いが社会でのふるまいかたを決め、姿勢や表情、他者と視線を交わす際の心構えに影響します。慢性的な疼痛や疾患も、C-PTSDのある人にはよくみられます。身体症状は、自分が傷つけられたり、破壊されたりしたことを意味しているのかもしれません。

　癒しのためには、恥の気持ちや自分には価値がないという思いが他者とのつながりを求めるという人間に不可欠なニーズと直結していることを理解する必要があります。さらに、恥の気持ちは対人関係のなかで生じた傷なので、関係性のなかで癒される必要があります。初めのうち、この癒しはセラピーのなかで得られるかもしれませんが、最終的には、他者との関係性のなかで自分が公正に敬意を払われていると感じること

が大切です。一部の人に拒絶されたとしても、つながりのニーズを満た
してくれる人を探すことができるのだと学ぶのです。たとえ、子どもの
頃に褒めてもらえなかったとしても、今は、自分に関心を寄せてくれる
人が見つかるはずです。

セルフケアをしよう

　精神的、情緒的、身体的な面から自己認識の問題に取り組んでいくた
めの癒しの方法を見つけましょう。次に紹介するレベッカの話から、恥
と自己不信に着目しながら、弁証法的行動療法（DBT）に基づく妥当化
の方法を練習してみます。マライアの話は、C-PTSD症状の生理的な
影響に注目し、重苦しい恥の気持ちや全身の不快感が生じることを示し
ています。マライアの話は、トラウマの回復に不可欠な癒しの方法とし
て、身体の緊張を活用することに焦点をあてたソマティック心理学に基
づくものです。

レベッカの話

「自分の気持ちがまっとうなものとは思えない」

　「恋人である彼女に自分の思いを伝えようとするたび、彼女はわたし
をバカにして、わたしのほうがまちがっているような気持ちにさせるん
です。問題は、わたしが彼女の言葉を信じてしまうこと。自分のこれま
での経験を認めてくれる人が現れるのを待ち続けているのかもしれませ
ん。自分の気持ちがまっとうなものとは思えないんです」

　レベッカは、対人関係がうまくいかないという理由でセラピーを受けに来ました。彼女は不安を感じていて、つねに自分が悪いのではないかと思っていました。彼女の生活を聴いていくと、友人と予定を立てても、ドタキャンしてしまうことがよくあると話しました。また、レベッカが恋人である女性に自分の思いを伝えようとすると、相手は身構えて、2人の問題はすべてレベッカに非があると話を逸らしました。

　子どもの頃の状況をふり返ると、レベッカは嫉妬深く非難がましい母親のもとで育ったことがわかりました。レベッカは、現在の対人関係が子どもの頃の状況に似ていることに気づきました。セラピーは、レベッカが自分の体験や気持ちについて、そんなふうに感じるのはもっともだと思えるようになるのに役立ちました。レベッカはセラピー以外でも、自分の感情を妥当なものだと捉えられるようになりました。自分の強さを感じられるようになった彼女は、自分に対する恋人の態度に我慢ならなくなりました。まず、レベッカは自分がどんなふうに接してほしいか、明確に境界線を示しました。ですが、相手は自分のニーズを満たせないと気づくと、彼女は別れる決意をしました。彼女は自分には価値があるとはっきり認識できるようになり、自分にふさわしい愛を与えてくれるパートナーを見つける準備ができたと感じました。

癒しの方法
感情の妥当化

　人は批判されずに話を聴いてもらうことで、自分の気持ちが妥当なものであると感じられます。無条件に受け入れられてこそ、人は自分の考えや感情が重要なものだと認められるようになるのです。この弁証法的

行動療法（DBT）に基づく癒しの方法は、自分自身の経験を無条件に受け入れることによって、自分の感情が妥当だと思えるようにするものです。強烈で苦痛な感情や経験にみまわれたときは、次のことをしてみましょう。この練習は、他者や状況に対して混乱したり、なんだかわからないと感じたりしたときに、とても役立つはずです。もし自分で妥当化するのが難しいと思うときは、信頼できる人にサポートを求めてもかまいません。

- 今、感じているつらい気持ちはどのようなものでしょう。悲しみ、怒り、恐怖、失望、混乱、恥でしょうか？
- **「自分が気にしすぎなだけ」「乗り越えなければ」「こんな気持ちはばかばかしい」** といった自己批判的な思考や自分がまちがっているかのような思考をしていませんか？
- 自分がまちがっているかのような思考を中断または停止するために、頭のなかで自分自身と話し合いましょう。**「ストップ」** とつぶやいてから、**「わたしは自分自身に優しさと敬意を払って接するのにふさわしい存在だ」** と声に出してみましょう。
- **「いつからこんなふうに感じるようになったんだろう？」** とか **「どんな状況がこうした気持ちをもたらしたのだろう？」** と自問して、つらい感情の源を探しましょう。
- 「自分の気持ちは理にかなっている」とか「自分がどう感じるかが重要」など、自分の状態を妥当化する言葉を探しましょう。
- 自分の経験を妥当化するのが難しいときは、**「ほかの人だったら今の状況をどんなふうに感じるだろう？」** と自問してみましょう。その人にコンパッションを向ける方法を探しましょう。
- 自分に **「わたしが望んでいることは何だろう？」** と問いかけて、**「自分にとって重要なら、それは大事なことなんだ」** と自分に伝

えましょう。

- 今、起きている自分の状態と情緒的な反応を自覚し、受け入れたなら、どうなるかに関心を向けましょう。今、身体のなかでは、どんな感じがしていますか？

マライアの話

「このままでいいのかな」

「とても苦しいです。ベッドから出られないほど疲れている日もあります。このままでいいのかな。生まれてこなければよかったと思うこともあります」

マライアは、身体的な健康上の問題と絶望感をかかえながら生活していました。彼女は慢性疲労の治療を受けていましたが、医師は、小児期トラウマによる身体への影響に対処するためにセラピーを勧めました。彼女の生い立ちをふり返ると、シングルマザーである母親からひどく拒絶されて育てられたことがわかりました。母親は「子どもなんてほしくなかった」が口癖で、マライアを産んだ日のことを後悔しているとよく言っていました。40代になったマライアは、このことをずっと苦痛に感じていました。

トラウマにまつわる未解決のままの感情は、身体に蓄積されていきます。恥の気持ちや自分には価値がないという感情は、うなだれる、姿勢が崩れる、うつむく、目がうつろになるといったかたちで現れます。時間が経つにつれ、こうした姿勢は自分の感覚をさらに鈍感にさせ、自己認識の問題を一層強めてしまいます。セラピーのなかで、マライアは子

ども時代のことを話せたものの、自分が身体から切り離されているように感じており、ひどい疲労感に悩まされ続けていました。

　言葉で語るだけでなく、トラウマが身体のなかに蓄積されていることについて取り上げる必要がありました。癒しとは、ゆっくりと安全に自分の身体とつながることでもあります。最初のうち、マライアは自分の身体とのつながりが感じられませんでした。彼女は、自分の身体に裏切られたように感じていました。その感覚に焦点をあてると、彼女は恥の気持ちと自分が愛されていないという信念が押し寄せてきて、圧倒されそうになりました。それでも練習を重ねて、こうした苦痛な感情が生じたときは、自分の胸に手をあてて、自分をいたわる気持ちを向けることに専念しました。このセルフコンパッションという新たな感覚にゆっくりと目覚めていくうち、彼女は悲しみと安心が混ざった気持ちを感じられるようになったのです。

　マライアは、痛みや疲労の症状が出てくるとその感覚を探るようにしました。そして、身体感覚に対する意識をマインドフルに高めることを学びました。腰、肩、首の緊張を支える方法をとりながら、動作と呼吸を整えていくものです。自分の身体に注意を向けるたびに、身体症状が一時的に和らぎ、情緒面も落ち着いていきました。彼女は生まれて初めて、未来に希望を感じられるようになりました。

癒しの方法

ソマティック・リリース・プラクティス

　この癒しの方法は、トラウマが蓄積されやすい身体の部位に注目することで、身体的な緊張を解きほぐすものです。本書で紹介している癒しの方法と同じように、この練習もマインドフルにゆっくり取り組んでく

ださい。感情に圧倒されそうになったら、いつでもすぐに休憩をとり、別の方法に変えてもかまわないことを覚えておいてください。以下に示すリストは、決まった順番でやらなければならないものではなく、教示したところが身体の緊張が起こりうる唯一の部位というわけでもありません。必要なときはいつでも、この練習に戻れることを忘れずに、身体の各部位を探っていくことをお勧めします。

　この練習では、身体のある部位の感覚への意識を高めるために、手をそこにあてながら深い呼吸をするよう心がけます。1～2分間、身体の各部位に注目することから始めます。この方法が効くようなら、回数や時間を増やしてもかまいません。身体に意識を向けて呼吸しながら、できるだけ自分の気持ちを受けとめていきましょう。

　情緒的な緊張が解放されるにつれ、身体の揺れや震えを自覚しやすくなるでしょう。身体の動きが生じていたら、緊張を解くためにその動きに身をゆだねてください。たとえば、手足が震えたりすることがあります。さらに、次に挙げる身体反応は、身体の各部位と結びつきやすい感情を探るものになります。なるほどと思うものもあるかもしれませんが、何より重要なのは、自分自身がどう感じているかであり、自分の感覚を重視することです。

・**のど・首・あご**：のどの緊張は、真実を語れなかったときとつながっているかもしれません。あごが締めつけられる感覚がありますか？口を開けたり閉じたり、舌を出したりするときの感覚を探ってみるのはどうでしょう。今なら、声を上げてもよいと思えますか？

・**肩・背中の上部**：肩や背中の上部の緊張は、情緒的な重荷やあらゆるものを背負い込んでいるような感覚とつながっているかもしれません。これらの重荷を手放したら、どんな感じがするでしょう？「やるこ

とリスト」にストレスを感じているなら、自分が取り組んだことを認めて「十分やれた」と思うようにしましょう。

・**胸・心臓・肺**：胸や心臓、肺の緊張は、ときに喪失や悲嘆の感情とつながっています。気にかける必要のある喪失や傷つきはありますか？情緒的な緊張を身体の部位の外に吐き出すイメージで呼吸してみましょう。

・**腹・胃・腸**：腹や胃、腸の緊張は、情緒的・精神的に消化するのが難しいできごとと呼応しています。吐き気や気分の悪さは、自分の境界線が侵害されたことを示しているかもしれません。安全でなかった、あるいは守られなかった経験をふり返ると、身体がどんなふうに反応するかについて注目してみましょう。ケアされていると感じたときのことを思い出すと、身体はどう感じるかを探ってみましょう。

・**腰・尻・骨盤**：腰、尻、骨盤に緊張が走ることは、恐怖と関連しています。生き抜くためのサバイバルモードになっていたり、安全とは思えない状況に身を置いていたりするときに、こうした緊張を感じることがあります。そのあたりに空気を取り込むようにして呼吸しながら、今、安全だと思い返すことに専念しましょう。

セルフチェックをしよう

　この章の終わりに、自己認識についてふりかえってみましょう。紹介したストーリーに共感するところがありましたか？　本章のテーマについて、悩んでいることはありますか？　恥の感情や自分には価値がない

といった気持ちは、非常によくあるものだと覚えておきましょう。こうした感情がわいたら、セルフケアの時間をとるタイミングです。

　最後に紹介する癒しの方法は、自分が愛されたり、守られたりしたときのポジティブな場面に注目するというもので、恥の気持ちを癒すのに役立ちます。

癒しの方法
愛のある場面を思い出そう

　まず、片手あるいは両手を胸にあてます。深い腹式呼吸をするように、ゆっくり呼吸します。そして、だれかから愛されたと感じたとき、つまり、関係性のなかで安心感が得られたときのことを思い出す時間をとります。たとえば、仲のよい友人、先生、セラピスト、家族、あるいはペットと一緒にいた場面など。こうした時間を思い出せたら、このポジティブで愛に満ちた記憶を強化するための時間をとります。このポジティブなできごとがあったとき、あなたはどこにいましたか？　何歳でしたか？　目にしたもの、耳にしたものを思い出せますか？　ペットなら、毛並みの触り心地やつながりの感覚を思い出せますか？

　次に、自分の身体の感覚で気づくことはありますか？　ぬくもりやリラックスした感覚がわかりますか？　どんな気持ちですか？　手を胸にあてたときの感覚に戻ってみましょう。愛や安全といったポジティブな感情に集中して、その気持ちを膨らませていきます。好きなだけ、こうしていましょう。

　恥の気持ちや自分には価値がないという思いがこみ上げてきたら、何度でも、この愛に満ちた記憶に戻ることができます。つらい記憶からポジティブな記憶に自分の注意を切り替えるたびに、脳は鍛えられていき

ます。練習を重ねれば、恥の気持ちや自分には価値がないという思いを愛と安心の感情に変えていく力を育むことができるはずです。

第9章

虐待者への過剰な
同一化からの回復

「わたしはもう過去に縛られていない」

本章では、子ども時代に虐待を経験した場合に生じやすい複雑な内的葛藤について探っていきます。長期的なトラウマは、虐待者に対する歪んだ考えや感情をいだかせることがあります。たとえば、実際にはひどい苦痛を与えてきた両親を理想的な存在と捉えたりします。あるいは、虐待者がいまだに自分の人生を支配してくると感じるかもしれません。本章では、虐待者への過剰な同一化から自由になるための境界線の発達を取り上げます。

レノアの話

「なぜ過去は、いまだにこんなにも力を持っているの?」

　「家族の元を訪れることを考えただけで、圧倒されるような気持ちになります。両親の顔が見たい気持ちもあります。家族を恋しく思ってもいます。でも、実家に行くのがすごくこわいとも感じるんです。家に帰れば、弟や近隣の友人に会うことになります。だれひとり、我が家の閉ざされたドアの向こうで起きていためちゃくちゃな状況を知りません。両親はしょっちゅうどなっていたし、父は弟を殴っていました。子どもの頃のわたしは、無力感でいっぱいでした。弟を守ることができなかったから。今でも家族のことはだれにも言えませんし、わたしが悪かったと思っています。なぜ過去は、いまだにこんなにも力を持っているのでしょう?」

　レノアがセラピーに来たとき、彼女は虐待を受けたことをとてつもなく恥じていました。また、両親に対する複雑な感情に悩まされていまし

た。父親は、娘である彼女には愛情深かった反面、弟に対してはとても厳しかったことが理解できなかったからです。なぜ、母親が弟を守れなかったのかもわかりませんでした。どうして自分が家庭で起きていたことを隣人や学校の先生に言わなかったのか、そのことにも混乱していました。

　セラピーで、レノアは子ども時代にまつわるつらい感情を認め、それが妥当なものだと捉えることができるようになりました。母親が弟を守らなかったときに、自分が母親に裏切られたと感じたことにも気づきました。彼女は、父親が弟を傷つけたこと、そして自分を怖がらせたことへの強い怒りを感じていました。同時に、自分のなかに両親を愛する気持ちがあるのを認めることは、セラピーにおいてもっとも難しいところでした。父親が弟を虐待していたのを秘密にしておくことで両親を守ろうとしていたのも、彼女の一部だったからです。彼女は、自分がずっと求めていた子ども時代を失ったことへの深い悲しみを感じました。父親が子どもたちの信頼を裏切ったことによって、子ども時代が奪われたのです。

　自分の過去を悲しむことによって、レノアは父親が今はもう弟へ虐待的にふるまっているわけではないことを認識できるようになりました。また、父親の過去の行動を秘密にしておく必要はないと思えるようになりました。彼女は、弟と一緒に経験した子ども時代のできごとについて、弟とよりオープンに話せるようになりました。彼女は、弟も父親に対して複雑な感情をいだいていたこと、そして弟もセラピーを受けてサポートを得ていることを知りました。さらに、彼女は自分の怒りや失望について、率直に両親に伝えました。やがて、彼女は「わたしはもう過去に縛られていない！」と言えるようになりました。こうした気づきにより、家族に会いに行くことへの内なる葛藤が解決されたのです。

虐待者への過剰な同一化を理解しよう

　精神科医であり家族療法家でもあるマレー・ボーエン（Murray Bowen）は、健康的な発達には、子どもが親からの自立を主張するプロセスが必要だと述べています。親からの自立とは、子どもが他者とは異なる自身の考えと感情を持ち、自分らしい経験ができるようになることです。この発達段階の重要性を理解している愛情深い親に支えられながら、自立に向けて歩んでいける環境が最善といえます。子どもたちはだれでも、親に対して矛盾した感情をいだいています。母親や父親のことが好きで、親のようになりたいと思う一方で、母親や父親が嫌いで、ああはなりたくないと思っているものです。どんなに恵まれた環境にいても、親から分離するのには時間がかかります。

分離することの重要性

　レノアの話にもあったように、虐待のある家庭で育った子どもは、親からの分離が難しくなるものです。分離していない子どもは、親やきょうだいとの葛藤や情緒的な苦しみを自分のせいだと思いがちです。たとえば、DVが起きていることに対して責任を感じていたり、きょうだいが自死した場合に罪悪感をいだいたりすることがあります。おとなになると、こうした思いは恥の気持ちや自己嫌悪をさらに強め、非常に深刻な精神的苦痛を引き起こします。

　親からの分離が難しい理由のひとつに、どんな子どもも生まれつき生物学的なアタッチメント欲求を持っていることが挙げられます。そのため、たとえ親から虐待を受けていても、子どもは親にアタッチメントを求めるのです。虐待のある家庭から逃れるすべはないため、子どもは危

険な環境であっても耐えるしかありません。養育者にアタッチメントを求める部分の自己と、虐待が起きているという現実に直面している部分の自己のあいだには、深い解離のような分断が生じます。多くの場合、子どもは生き延びるために、虐待が起きている現実を切り離すしかありません。そのため、虐待を思い出したり、現実を認めたりするのを避けようとして、おとなになっても解離症状が続くことがあるのです。

秘密にする

　虐待を秘密にしておくように脅されたり、口止めのための賄賂をもらったりしている子どももいます。あるいは、子どもが「ふつうの」家族のイメージを守ることを暗に期待されているのを感じ取る場合もあります。こうした複雑なダイナミクス（力動）は、虐待を受けていた子どもだけでなく、レノアのように家族への暴力を目撃していた子どもにも起こります。子どもが生き残れるかどうかは親にゆだねられているので、子どもは忠実に沈黙を守ろうとします。

　虐待をする親は、子どもが自立してから、虐待の真実を他者に打ち明けるのではないかとおそれていることがあります。そのため、親はますます支配的になり、子どもを援助してくれそうな地域のおとなとの接点をなくそうとすることもあります。さらに、子どもは無力感や恥の気持ちをいだいているので、だれかに助けを求めるのは非常に難しいことです。孤立すればするほど、子どもは衣食住といった基本的なニーズを満たすために、虐待者に一層依存せざるを得なくなっていきます。

　ここで注意していただきたいのは、本書では、主に親から受けた小児期トラウマを取り上げていますが、虐待は家庭で起こるものばかりではないということです。宗教団体やコミュニティで虐待を受ける子どももたくさんいます。宗教的指導者、教員、コーチ、そのほかの指導者によ

る虐待も、同じように子どもを混乱させるダイナミクスをはらんでいます。こうした虐待者は、子どもを褒めたり、関心を向けたり、教えてあげたりすることによって、子どもが虐待者に情緒的に依存するように時間をかけてグルーミング（手なずけ）をしていくことがほとんどです。子どもは、自分の面倒をみてくれているおとなを失望させまいとして、虐待を打ち明けられなくなるのです。

ストックホルム症候群とトラウマティックな絆

　子どもの頃に虐待を受けたおとなは、こうした虐待者への忠誠心を持ち続けることが少なくありません。**ストックホルム症候群**と呼ばれるもので、人質は監禁から解放された後も、加害者への忠誠心を持ち、彼らを擁護するようになります。ストックホルム症候群は、長期にわたる児童虐待のサバイバーにもよく見られます。ストックホルム症候群は、しばしば子どもが虐待者の行動を擁護したり、されたことの影響をたいしたことではないと最小化したりする傾向があり、虐待者に愛情のこもった感情をいだくと同時に、自分に対して恥や自己非難を向けることがあります。これらは、子どもが虐待に対して自分に責任があると歪んで捉えているサインです。

　子ども時代の虐待は、トラウマティックな絆をつくり、子どもは恐怖心から虐待者へのアタッチメントを形成します。このダイナミクスは、おとなになって再演されることが少なくありません。再演は、過去のつらい経験が解決されていないときに生じるものです。それによって、それまでとは別の、より満足のいく顛末を期待しながらも、また苦痛な感情を思い出すことになってしまいます。適切なサポートがなければ、そのつらい行動は繰り返されるでしょう。再演は、しばしばおとなになってからの自傷行為や暴力的な関係性から抜け出せないことの根本的な原

因となります。たとえば、過去の虐待を認められないために、成人になってパートナーからの暴力行為を見過ごしてしまったりします。こうした危険信号を無視していると、現在の人間関係において過去のつらいやりとりを繰り返すことになりかねません。

　さらに、こうした歪んだ認識は、自分自身と過去に対して混乱した思考や感情をいだかせます。自分自身を非常に批判的または攻撃的に捉える原因となった虐待者に、過度に同一視することもあるでしょう。場合によっては、加害者がいまだに自分の人生を支配してくるように感じるかもしれません。復讐したいと思いつめたり、虐待親との関係を続けるかどうかで悩んだり、虐待者との間に境界線を引こうとすると罪悪感を覚えたりすることもあります。

健康的な自分を育てる

　虐待者との過剰な同一化から回復するための一番の方法は、相手から分離することです。自分が健康的な感覚を持てなければ、他者から承認されたり、受け入れてもらうことばかり気にしたり、他者から拒絶されたり、対立することをおそれたりするかもしれません。あるいは、他者の求めに応じたり、相手を喜ばせることばかりに気が向いたりすることもあるでしょう。逆に、分離できていれば、他者に操作されたり、支配されたりしにくくなります。自分の境界線を探り、それを認識することで自他を区別していくことは、自分が他者とは異なる個人であるのを主張するのに役立ちます。こうした境界線は、自分の内なる批判者の声や自傷行為への衝動が、虐待者の声を内在化したものだと気づくうえでも有用です。境界線を引くことができれば、自分で内なる批判者の声や衝動を制限することができます。

　自分と虐待者をしっかり分けられると、相手の行動が許されないほど

残虐であったり、操作的あるいは暴力的であったりしたことを理由に、完全に虐待者から離れようと決意できるでしょう。万一、かつて虐待してきた相手との関係性にとどまることを選ぶのであれば、しっかりと境界線を引くことで、相手との関わりをより容易にかつ安全にすることができるでしょう。

トラウマの専門家で執筆家でもあるジュディス・ハーマン（Judith Herman）によると、虐待者への過剰な同一化からの回復は、生まれ育った家庭にまつわる苦痛なダイナミクスに向き合うものであり、悲嘆のプロセスが含まれるといいます。それでも、大切にされることを求め続けていた子ども時代のあくなき願いを手放すことは、同時に、現在の自分の人生に対する責任感を高め、自分の価値観を見極め、境界線を強化するものになります。自分にとって重要なものを認識していれば、自分で自分のニーズを満たそうとするようになり、人生の目標に向かって取り組んでいけるようになります。

セルフケアをしよう

次に紹介するサムとアヤナのストーリーから、子ども時代の虐待がその後の人生にどんな影響を及ぼしたかをみていきましょう。そのあとに紹介する癒しの方法は、虐待者への過剰な同一化に取り組む際に手助けとなるものです。虐待者からどんなふうに扱われたかという記憶は、あなたの考えや行動に大きな影響を与えたかもしれませんが、過去が未来を決めるわけではないことを忘れないように。本書を読むことで、自分の人生に責任を持つ力が得られるはずです。だからこそ、癒しのプロセスには時間や自分自身に対する忍耐が求められ、多くの場合、信頼できるセラピストとの協働作業が必要になることを改めてお伝えします。

サムの話

「虐待者がまだ自分のなかで
生きているような気がする」

「サッカーのコーチが、僕を操り、虐待してきたときの場面が頭に浮かんで止まらない。これまでずっと僕は自分が汚れていて、相手の行動は僕に非があったのだと思っていた。最悪なのは、今の僕自身への接しかただ。虐待者がまだ自分のなかで生きているような気がするんだ」

サムは、強烈な恥の気持ちをかかえてセラピーに来ました。最初は、過去について話すこともできませんでした。ですが、セラピーが安心なものと感じられると、心を開くようになりました。彼はサッカーのコーチから性的虐待を受けていたと言いました。初めのうち、コーチは非常にフレンドリーでした。サムの家族全員にプレゼントを贈り、大きな試合を観るためにサムを自宅に招待するようになりました。家族みんながコーチを信頼していたので、コーチがサムの身体に触れたときにはひどく混乱したそうです。彼は、自分が特別に扱われていると感じた部分もあったと言いました。コーチは、サムのことをほかの子どもたちよりも優秀な選手だと言い、彼をスター選手として認める約束をしましたが、もしサムがだれかに2人の「特別な時間」について話したなら、彼をチームから外すと言って脅したのでした。

コーチは、サムがセラピーに来た数年前に亡くなっていましたが、サムの恥、怒り、混乱といった複雑な感情は、いまだに彼を悩ませていました。彼はコーチを憎むと同時に、虐待を止められなかった自分自身も

憎んでいたと話しました。コーチに復讐するという空想と自分を苦しめる恥の気持ちが交互にわき起こりました。恥や自己嫌悪が強まると、自傷行為をすることもありました。

　セラピーでは、サムがコーチに言いたかったことを探っていきました。サムはコーチとの会話を想像し、コーチが生きていたときには言えなかった自分の考えや気持ちを声に出しました。また、セッションの間に日記を書く課題に取り組み、虐待にまつわる複雑で苦痛を伴う感情を取り除いていきました。さらに、コーチが奪うことのできなかった彼自身の内面的なレジリエンスを見つけていきました。

　取り組みを進めるなかで、サムは自傷行為が過去の虐待の再演であることに気づきました。次第に、自傷行為への衝動はやわらいでいきました。サムは何年もかけて、そのひどいできごとを自分なりに理解しようとしました。最終的に、どんなに努力しても過去は変えられないというつらい真実に直面しなければなりませんでした。ですが、彼は今、自分の人生を歩んでいます。

癒しの方法
自分にとっての真実を語ろう

　虐待のある家庭で育った子どもは、声を奪われてきました。おとなになった今、あなたは真実を語ることを自分に許してもかまわないのです。この癒しの方法は、子ども時代にはできなかった会話ややり残したことを探っていくものです。とくに、過去のトラウマティックなできごとをだれかに打ち明けるのがこわい場合、日記の課題に取り組むことは、癒しのプロセスを始める際の安全な方法のひとつです。書いたものをセラピーに持参するのもよいでしょう。

　日記、ビデオ、アート、録音などの方法を用いて、虐待者に言いたかったことをふり返る時間をとってみましょう。これまでの人生について、以下の項目のいくつかを考えてみてください。これらの項目は、トラウマの苦痛な影響に対処するだけでなく、自分のストレングス（強み）をふり返るのにも役立ちます。自分のペースで取り組み、もし無理だと感じたら、この方法はとばしてもかまいません。

- 子どもの頃、あなたがわたしを傷つけたとき、わたしが感じたのは……
- あなたが言ったことややったことのなかで最悪だったのは……
- 当時、わたしがもっともおそれていたことは……
- 虐待が身体面に及ぼした影響は……
- 虐待が対人関係に及ぼした影響は……
- あのとき、あなたに言いたかったけれど言わなかったことは……
- あなたがわたしから決して奪うことができなかったものは……
- わたしは自分が強いことを知っています。なぜなら……
- 今、わたしについてあなたに知っておいてほしいことは……

アヤナの話

「自分が悪いことをしたと思い込んでいました」

「わたしは彼にとって特別な女の子だと言われたけれど、彼がわたしにしたことは許せません。何年もの間、わたしは自分が悪いことをしたと思い込んでいました。今になってわかったのは、悪いことをしていたのは彼のほうだってことです」

セラピーのなかで、アヤナは子どもの頃に父親から性的虐待を受けていたと話しました。セラピーを開始した当初、アヤナは虐待の責任は自分にあると思い込み、つらい気持ちをかかえていました。彼女はそのできごとは正しくないとわかっていたものの、それを拒否できず、だれにも言えなかった自分に落ち度があると誤って信じていたのです。

　セラピーによって、アヤナは恥や自己非難といった感情は、虐待の責任に対して歪んだ感覚があるというサインだと理解できるようになりました。何年もの間、彼女は父親が娘の心を読むことができて、自分がだれかに打ち明けたら父親に知られてしまうと信じこんでいたと言いました。今では、どこにも助けを求められなかった子どもにとって、生き延びるうえでよりどころにしなければならなかった幻想であったと理解しています。また、セラピーは、アヤナが当時、まだ小さな子どもだったことを思い出すのに役立ちました。子どもが恐怖や無力感をいだいていたら、虐待を拒否したり、食い止めたりすることはできないものです。でも、おとなになった今なら、彼女は別の選択をすることができます。彼女は、「虐待は自分のせいではなかった、決して自分の落ち度ではなかった」と自分に言い聞かることで、幼い女の子だった自分自身にコンパッションを向けるようになりました。

癒しの方法
責任をリセットしよう

　この癒しの方法は、当時、自分は小さな子どもだったという事実を思い出し、虐待行為の責任を虐待者に突き返すものです。このデリケートな話題が何らかのトリガーになりそうであれば、本書のこのページをセ

ラピーに持参するとよいかもしれません。以下を読んで、こうした意見や問いかけに対する自分の考えを書き出してみましょう。

- 子どもの頃に経験した虐待を自分の責任だと思ったり、恥を感じたりしたことがありますか。おそらく、自分を責めているのは、自分がはっきり拒否しなかった、だれにも言わなかった、虐待が続くのを許してしまった、相手の行為に自分の身体が性的に反応したといった理由からではないでしょうか？
- 虐待を受けているときでも、身体というのは触れられれば生物学的に反応するようにできていることを理解してください。性的虐待のサバイバーの多くが、このことで情緒的に混乱してしまいます。性的興奮のような身体反応があっても、それは同意したことにはならず、相手の性的な接触を誘ったわけでもありません。
- 当時の自分はまだ子どもであり、どの子どもも親に依存しているものだと思い出しましょう。
- 子どもが虐待の責任を負う必要はない理由について、じっくり考えてみましょう。子どもは無力だった、殺されるかもしれないとおそれていた、言われた通りにすることでイイコでいようとしたなどの理由があるでしょう。
- 何回か呼吸をして、子どもの頃に経験したつらく困難なできごとについて、自分自身にコンパッションを向けてみましょう。この練習をするなかで生じた悲嘆や喪失の気持ちを感じましょう。

セルフチェックをしよう

本章では、なぜ虐待者に対して歪んだ考えや感情を持つことがあるの

かを説明しました。虐待者と分離するという方法は、自分が自分である
という感覚を強めるのに役立ちますが、回復のプロセスではしばしば
悲嘆や喪失の気持ちが呼び起こされます。ちょっとふり返ってみましょ
う。紹介されたストーリーに共感するところはありましたか？ 心が揺
さぶられたり、動揺したりしたところはありましたか？ もしそうなら、
いつでも本書に挙げている癒しの方法をやってみましょう。最後に、自
分の境界線を主張し、関係性のなかで限界を設定するための方法を紹介
します。

癒しの方法
境界線を主張しよう

　この癒しの方法は、自分の境界線を育むためのものです。境界線は、
健康的な分離においてもっとも重要なもので、自他を分ける一線を主張
するのに役立ちます。境界線はまた、自分の内なる批判者や自傷行為を
制限するのにも有用です。

　境界線を定めるひとつの方法は、自分自身と自分の限界を知ることで
す。他者とやりとりするとき、相手の無礼な態度や攻撃的な行動を受け
入れようとしますか？ だれかが一線を越えたことにどうやって気づけ
ますか？ だれかが自分に対して失礼な態度をとったとき、どう感じま
すか？ あるいは、自分で自分のことを攻撃したり、自分を雑に扱った
りしたら、どんなふうに感じますか？ こうした健康的な境界線を主張
する際には、自分の価値観を知っておくことも大切です。自分の価値観
について探ってみましょう。自分やだれかがその価値観にそぐわないこ
とをしたとき、どう感じますか？

　以下に、健康的な境界線を表すリストを挙げます。これを読んで、自

分がどう感じるかを意識してみましょう。自分自身と他者に境界線を主張できるようにするために、どうやってこれらを日常生活に取り入れられるかを考えてみるのもよいでしょう。

- たとえだれかにいやがられたとしても、わたしは断ることができる。
- たとえだれかを失望させても、わたしは考えを変えることができる。
- だれもわたしに恥をかかせてよいわけがない。
- よくわからないときは、わたしにはさらに情報を求める権利がある。
- わたしは相手に、自分に対する言いかたがいやだと言ってもかまわない。
- だれかにどなられたら、その場を離れてもよい。
- わたしは自分が傷つけられるような関係を終わらせられる。
- わたしは、自分に対して過度に批判的になったり、傷つけたりするのをやめるよう自分自身に伝えられる。

第10章

絶望と失望の
感情の克服

「わたしは今、自分の人生の舵を切っている」

長期的なトラウマのもっとも深刻なダメージのひとつは、前向きな未来に対する希望に影響を及ぼしうることです。迫りくる絶望感に意識がとらわれてしまうかもしれません。虐待やネグレクトを受けることは関係性トラウマをもたらし、他者を信頼できなくなったり、相手の善意が信じられなくなったりすることがあります。もし、こうしたC-PTSDの症状が自分にもあてはまると思ったら、あなたはひとりではないと知ってください。過去の苦痛に取り組み、自分の人生の意味と目的を取り戻すことで、圧倒されるほどの絶望感や失望に打ち克てるはずです。

ダリルの話

「生きがいのある未来を想像できない」

「目的意識を持ちたいんです。一日の大半をただ同じことを繰り返しているだけのように感じているから。起きて、着替えて、食べて、仕事に行く。それに何の意味がある？ 何をするにも、どうでもいいことのような気がしてならない。自分の人生の向かう先がわからない。生きがいのある未来を想像できないんです」

ダリルは、人生の方向性と目的を求めてセラピーに来ました。これまでの人生について尋ねると、彼は深刻な情緒的ネグレクトを受けて育ったことがわかりました。両親は薬物依存で、留守がちで、いつも酩酊していました。ダリルのトラウマは、両親のアディクション（依存）を目撃したことだけでなく、長時間、ひとりで置き去りにされていたことにもありました。彼の子ども時代には、情緒的なつながりも身体的なつながりも欠けていました。生き抜くために、彼は自分で何とかせざるを得

ませんでした。そして、自分の情緒的ニーズは考えないようにすることにしたのです。おとなになっても、彼は自分の感情を切り離していました。その結果、彼の人生はほとんど深みや意味のないものになってしまったのです。

　セラピーでは、ダリルが子どもの頃、両親に自分の考えや感情を無視されていたことに注目していきました。彼は、自分が子どもの頃にどれほどの絶望感をいだき、自分には何もできないと感じていたかを理解しました。彼は自分の未来に対しても、同じような絶望感を投影していました。次第に、彼は自分の感情がまっとうなものだとわかるようになり、気持ちが「平板」という感覚は少なくなっていきました。最終的に、ダリルは、自分の人生は自分で責任を持たなければならないことを認識しました。奪われた子ども時代を取り戻すことはできないのだ、と。この時点で、彼は「わたしは今、自分の人生の舵を切っている！」と言えるようになりました。

意味の喪失と絶望感の高まりを理解しよう

　ダリルのように、小児期トラウマのサバイバーの多くが、自分の存在の根幹に関わるような深い孤独感や失望感を経験しています。これは、虐待やネグレクトにはいかなる意味も見出せないことに起因します。C-PTSDは「意味の体系」、つまり自分自身や他者との関係性、世界、未来に対していだいている信念に影響します。たとえば、自分は永久に傷ついたままで、人生の障害を克服できないと思ったりします。おそらく、人が親切で寛容だとは信じられなくなっているからでしょう。この世界には善などあるはずがないと疑っているかもしれません。世界の現状に絶望感をいだいているかもしれません。こうした感情があると、目

的や意味、未来への希望を見出すことができなくなります。

　未来に希望を持つとは、自分の行動によって人生を変えていけると信じているということです。子どもの頃、最初のうちは自分や家族をよくしようと試みたことでしょう。たとえば、両親の苦しみをやわらげようとしたかもしれません。でも、どんなに努力してもうまくいかなかったのではないでしょうか。希望の喪失は、選択肢がなくなり、状況を変える方法もないと感じたときに起こります。溜まりに溜まったどうしようもない失望感や立ち上がれないほどの敗北感を覚えるかもしれません。

　失望は、活力や喜びの喪失をもたらします。自分のことをダメだと思ったり、自分には望み通りに生きる資格がないと考えたりするかもしれません。今なお、あなたがかかえている無力感は、何をしたって無駄だという思いにつながることがあるはずです。よくするために何をすればいいのかわからないとか、果たして回復なんてできるのだろうかと疑念をいだいているかもしれません。ときに辛辣で、皮肉屋になったりすることもあるでしょう。忘れてはならないのは、こうした感情はすべて症状であって、あなたのどこかがおかしいというわけではありません。これらの感情は、過去のトラウマティックなできごとによって生じるものです。もっとも重要なのは、それらはあなたの未来を決定づけるものではないということです。

　失望感や絶望感があると、身体でも心でも、重いものを引きずっているような感じがするかもしれません。回復のプロセスでは、苦痛と向き合い、この重さをしっかり感じます。多くの場合、虐待やネグレクトをした親の不正義を埋め合わせるほどの報復はできないものです。あなたの苦痛は、あなたを傷つけた人には十分に伝わらないかもしれません。不満や失望といった未解決の気持ちをかかえながら回復に向けた取り組みをしていくと、深い悲嘆の感情に襲われることがあるでしょう。

　ひとりで回復しようと思わないでください。信頼できるセラピストと

いっただれかに、苦しみのただなかにいるあなたと一緒にいてもらうと
よいでしょう。あなたが暗闇のなかでだれかにそばにいてもらうことを
受け入れれば、2人で光の方を向くことを学べます。何よりも、絶望感
と失望の感情が癒されるには、無条件の受容とコンパッションが有効で
す。自分を裏切った世界に対して心を開くことは不安なものですが、ほ
かの人が届けてくれる優しさを受け入れるたびに、人間性への信頼を回
復する機会を持つことができます。最終的には、自分自身に対して自己
受容を深めていくことにもつながります。

　人生の意味や目的の関係をふり返ることは、失望や絶望感を克服する
ためのもうひとつの鍵となります。過去の痛ましいできごとによって身
につけてきたものを、今一度、ふり返ってみましょう。もしかしたら、
その苦しみが他者へのコンパッションの源になっていたり、その苦痛が
創造性に満ちた自己表現につながっていたりするかもしれません。トラ
ウマから意味を見出すプロセスはあなただけのものであり、自分なりの
方法で人間の根幹に関わる深い問いへの答えを探すのは、ほかのだれに
もできないことなのです。

　苦しみから意味を見出すというのは、今ここで習慣的に浮かぶ思考や
習い性になっている行動への理解を深めながら、人生の責任を自分で負
っていくということです。たとえば、人生や未来について悲観的に考え
る傾向があることに気づいたとします。そうならば、自分や他者に対す
る態度をポジティブに捉えなおし、愛情深い思考を向けてみるというチ
ャレンジができます。重要なのは、現実的なレベルで考えることです。
トラウマを経験したことで、世界は安全とは限らず、ひどいことが起こ
りうると身をもって知ったはずです。あらゆる場面が危険であると思い
込むのは現実的ではありませんが、だからといって世界はつねに安全で
あり、だれもが親切だと自分に言い聞かせることも、同じく非現実的で
す。ですが、よい選択をする人や敬意を持って接してくれる人のそばに

いることはできます。自分の未来を前向きな方向に進めていける自信が感じられるはずです。

　ポジティブな考えや感情を持ち続けるなんて無理だと思うかもしれません。では、ずっと飢餓状態にあった人のたとえで考えてみましょう。すぐにごちそうの並んだ祝宴に行き、思いっきり食べたりすれば具合が悪くなるはずです。そうではなく、軽い食事から少しずつ口にして、栄養豊富な食事への耐性を高めていかなければなりません。同じように、あなたもゆっくり取り組み、ポジティブで愛情のある気持ちへの寛容さを身につけていく必要があるのです。時間をかけて練習していけば、もっと刺激的で、楽しく、活力のあふれた人生を送れるようになるでしょう。

セルフケアをしよう

　ここでは、絶望感や失望の感情について、次に紹介するアダムとシャーロットのストーリーからより詳しくみていきましょう。そのあとに説明する癒しの方法は、自分のストレングス（強み）と人生の意味との関係性について考えるものです。シャーロットの話は、C-PTSDの回復には時間がかかり、たとえしばらくはトラウマが回復したようであっても、症状は再発しうるものであることを示しています。もし、彼女の話に共感するところがあれば、回復のプロセスは直線的なものではないと自分自身をいたわってください。玉ねぎの皮をゆっくりと剥いていくように、何層もの回復の段階を経ることで、自分の奥深い部分が現れてくると言う人もいます。心はつねに、自分自身の中心にあるということを思い出させてくれます。

アダムの話

「目標を持つなんて苦痛でしかない」

「目標を持つなんて苦痛でしかない。子どもの頃、本当に欲しいものでも取り上げられていた。だから、何かを求めるのはやめたんだ。今でも努力する意味がわからないね。何も変わりっこないんだから」

　セラピーに来たアダムと治療の目標について話し合っていたときのことです。彼は「目標」という単語にすら嫌気がさしており、自分の希望や願望を話すことさえ考えられないほど苦痛なのだと教えてくれました。子ども時代について尋ねると、アダムは両親を「卑劣で執念深い」と言いました。彼が思い出したのは、子どもの頃にはしゃいでいると、いかに残酷な仕打ちをされたかというものでした。彼は、自分の人生はまったくコントロールできないということを学んだのです。

　おとなになっても、アダムは貧しい生活を送りました。狭いアパートで暮らし、家具も物もほとんどありません。冷蔵庫もたいてい空っぽでした。何かよいものを手にしても、だれかに奪われる前に、すぐ使ってしまわなければと思いました。食べるのも早く、食事を楽しむこともありません。本当に欲しいもののために貯金することもなく、散財していました。

　セラピーで、アダムは少しずつ人生がもっとよいものになる可能性を考えられるようになっていきました。長年にわたって、彼は窮屈なライフスタイルを送ってきました。子ども時代の悲嘆や苦痛に向き合うなかで、さまざまなポジティブな感情への寛容さを持てなくなっていたこと

に気づきました。人生についての洞察を深めるにつれ、彼は幼い頃、両親にそうされたように、自分自身のポジティブな感情を押しのけていたことがわかったのです。

　ある日、わたしはアダムに「特別な贈り物がもらえるなら？」と想像してもらいました。彼は、子犬をもらうことを思い浮かべたと言いました。それは、彼が子どもの頃、ずっと欲しいと思っていたものでした。彼の目には涙があふれました。彼のなかの批判的な声がすぐに「おまえは子犬をもらうには値しない」と言うのはわかっていましたが、わたしは「その声の代わりに、自分に別の声をかけるなら？」と尋ねました。「喜んでもいいんだ。もうだれにも奪われないんだから！」と彼は言いました。数カ月後、彼は犬を飼ったという知らせとともにセラピーにやってきました。彼は今、小さな友人と散歩し、餌を与え、世話をしながら生活しています。初めて、目的を持って生きていると感じられるようになったのです。

癒しの方法

ポジティブな感情を高めよう

　人間というのは、生存するようにできています。だれでも、生存の確率を高める手段として、ポジティブな経験よりも不穏な経験に注意を払うという傾向が備わっています。ですが、小児期トラウマがあると、脅威を察するために環境を見定めようとする傾向が強くなります。用心深く周囲を観察する力は、子どもが安全を保つうえで欠かせないものです。過去の苦痛に向き合うことも大切ですが、ポジティブな感情や思い出に意識を向けることで、ネガティブなものに注目しやすいという生存傾向をうまくカバーできるようになります。

　この癒しの方法は、健康的な瞬間に意識を向けるもので、ポジティブな気持ちを感じられる力を高めるのに役立ちます。これをゆっくり行うことで、幸福、喜び、つながりといった感覚が呼び覚まされ、それを味わうことができます。もしかしたら、ポジティブな経験はすぐに打ち消したくなるかもしれません。そうせずに、今は心地よいと感じられる力を育んでいるのだと意識して、ポジティブな感情にもう少しの間、浸ってみましょう。次のやりかたは、ポジティブな瞬間を深めていく手助けになるでしょう。

- 人生においてポジティブな気持ちを感じる瞬間を書き出してみましょう。たとえば、希望に満ちている、集中している、穏やかである、つながりが感じられるといったときです。そうしたよい感情に積極的に関心を向けることで、ポジティブな感情を高めることができます。身体はどんな感じがしているかを意識しながら、5〜10秒間、よい感情に浸っていられるかどうか試してみてください。
- だれかにほめられたら、時間をかけて、その贈り物をしっかり受けとりましょう。深く呼吸して、いい気分が高まっていくのに身をゆだねてください。いったん止まって、その人に感謝してから、そこからわいてくるよい感情を味わいましょう。
- ポジティブな気持ちになれる機会を意識的に作りましょう。好きな音楽を聴いたり、笑える映画を観たり、味わいながら楽しく食事したり、食卓に花を飾ったり。日曜大工、描画、演奏といった創造的な活動に喜びを見出したり、家を整理したり、旅行の計画を立てたりするのもよいでしょう。それで幸せな気分になれるのであれば、何をするかは重要ではありません。この練習で大事なのは、できるだけ長くよい気分を感じているということです。

- だれかに、優しさという贈り物をしてみましょう。友人のSNSの投稿に「いいね！」をしたり、親切なコメントを書き込んだりしてみるのもいいですね。それをしたときとそのあとで、どんなふうに感じるかに意識を向けてください。見知らぬ人への何気ない親切な行為、たとえば笑顔を向けたり、ドアを開けてあげたりすると、どのように感じるでしょうか。与えるという経験は、どんなふうにあなたの心を育むでしょうか？ ふだんよりも少しだけ長く、ポジティブな感情や感覚に身をゆだねてみましょう。

シャーロットの話

「もうやめてもいいんじゃない？」

「数年間、セラピーに通っていますが、いまだに記憶が呼び起こされます。そうなると、『きっと、わたしはよくならない。セラピーなんて、もうやめてもいいんじゃない？』と、絶望してしまうんです」

シャーロットがセラピーを受け始めたとき、彼女はうつ病を患って衰弱していました。彼女は、自殺企図を伴う抑うつ症状で何度も入院していました。性的虐待と心理的虐待を受けたことで、他者への信頼感も失っていました。それでも、彼女はよりよいコーピング（対処法）に取り組みました。セラピーを受けている間、彼女は自分の心理的ウェルビーイングが着実に改善したと思えました。他者とのつながりも増えたと感じられ、自分の経験が子ども時代のトラウマに直面している人々の助けになればという希望を持って、本を書き始めたのです。

先日、シャーロットはひどく動揺した状態でセラピーにやってきまし

た。友人と口論になり、突然、友好関係が終わりを迎えてしまったのです。この経験は、見捨てられ感と孤独というつらい気持ちを呼び起こしました。シャーロットは重荷を負っているような昔の感覚を思い出し、自分なんて「だれの手にも余る人間」だと言いました。絶望を感じ、自分が健康になれるのだろうかという疑念をいだき始めたのです。

わたしはシャーロットに、他者から拒絶されたときに悲しみや傷つきを感じるのはふつうのことだと伝えました。そして一緒に、友人との葛藤によって生じた悲嘆に向き合いました。成長は直線的なものではなく、回復のプロセスにおいても、最近あったできごとがトリガーになって挫折を経験するのはよくあるということを話し合いました。また、シャーロットに自分が達成した成長や回復を思い起こしてもらいました。

シャーロットは、トラウマティックな過去にまつわる感情を思い出したことに気づきました。それでも、症状の再発を批判的に捉えるのではなく、これまでいかにコンパッションを持って自分の痛みに寄り添うスキルを身につけてきたかを思い出しました。それによって、彼女は自分自身の内なるレジリエンス（回復力）との深いつながりが感じられるようになり、これまで以上の決意を持って執筆に取り組み、ほどなく苦痛を解消することができました。

癒しの方法

自分のストレングスを考えよう

小児期トラウマをかかえて育つと、苦痛や問題ばかりに目を向けるようになり、それによって自分の強さとレジリエンスを無視してしまうことがあります。ストレングス（強み）に基づいた癒しのアプローチでは、自分のポジティブな資質に着目します。この方法は、無力感や失望とい

ったつらい感情が生じたとき、それに対抗するのに役立ちます。時間を
かけて、以下の問いに対する答えを書いてみましょう。自分のストレン
グスに焦点をあてたら、精神的、情緒的、身体的にどんなふうに感じて
いるかに関心を向けてください。

- あなたをもっともよく表すポジティブな資質は何ですか？（たと
  えば、思いやりがある、他者とよい友人になれる、ユーモアのセンス
  がある、公平さを信じている、本書を読んで何かやってみようと思う
  など新たなことを学ぶ時間を楽しめる）
- 自分の成長をふり返ってみましょう（たとえば、回復に取り組んだ
  ことで人生にどんなポジティブな変化が生じましたか？ あなたが気づ
  いた自分のストレングスは何ですか？）
- 回復のプロセスで何を身につけましたか？（たとえば、心を開ける
  ようになったり、スピリチュアルな視点が持てるようになったり、新
  たな創造力を探求したのではないでしょうか。あるいは、勇気を持ち、
  覚悟を決め、精神的に強くなるための力に気づいたのではありません
  か？）
- 未来に向けた希望や展望はどんなものですか？（たとえば、どん
  な資質を伸ばしたり、成長させたりしたいですか？ どんな目標を持ち
  たいですか？ 目標を達成するために何をすればよいでしょう？ 成功
  のためにはどんなサポートが必要ですか？）

セルフチェックをしよう

　本章の終わりに、絶望感や失望といった感情がどんなふうにあなたの
人生に影響を及ぼしているか考えてみましょう。紹介されたストーリー

に共感するところはありましたか？　読んでいてつらかったところはありますか？　回復の旅では、自分のリソース（資源）を増やし、ストレングスに注目していく必要があることを覚えておいてください。感情的な苦痛に意識を向けたいときもあるでしょう。本書で取り上げた癒しの方法は、ストレングスと苦痛の両方に着目するもので、どちらも大切です。

　最後に紹介する癒しの方法は、ガッツ（気概）の役割と成長とのつながりを探るものです。困難ではあるものの取り組み続ければ、大きな成果が得られることを教えてくれるのがガッツです。これは、トラウマの回復においても、まったく同じです。

癒しの方法
ガッツと成長

　ガッツは人生のあらゆる面でうまくいくための鍵であり、トラウマからの回復においては、決意と粘り強さの大切さを教えてくれるものです。ガッツとは、たとえば、たとえつらい経験に挑んだり、取り組んだりする際に、それを避けることなく、新たな何かを学ぼうという選択をすることです。ガッツに関する研究では、挑戦を受け入れる力を促進するのは、目先の満足を求めるのではなく、自分の衝動を観察する力だといいます。こうしたセルフコントロールの力は、不快感をかかえるのを手助けします。トラウマからの回復では、苦痛に向き合う困難なプロセスに身を置き続けるのにガッツが役立ちます。

　人生で経験したガッツをふり返り、どうやってガッツを育んできたか考えてみましょう。以下の問いかけや意見を読んで、自分の考えを書き出してみましょう。

- C-PTSDの「サバイバー」として恐怖をいだいていたのに、どうやって生活してきたのですか？
- 自分の意見を主張したり、自分の意志を通したりしたときのことを思い出してください。自分のために立ち上がったときの気分はどうでしたか？ その後、どう感じましたか？
- 人生に打ちのめされたとき、どうやって立ち上がってきたのですか？ 人生の挫折をどうやって乗り越え、打ち克ってきたのですか？ つらいとき、自分のストレングスを発揮させるのに役立ったものは何ですか？ その助けになった人はだれですか？
- どんな方法で新たなことに挑戦していますか？
- そんなに食べたいわけでもないのにもう1枚クッキーを口にしてしまうなど衝動的な欲求に駆られたときは、少し立ち止まって考える時間をとりましょう。止まって、行動を先延ばししていることに意識を向けながら、身体のなかで感じることに注目してください。こうすると、自分がやろうとしていた行動への関心は変化しますか？
- 自分がどんなふうに日々の課題に取り組んでいるか、ふり返ってみましょう。急に別のことに気がそれる傾向があるかどうか、意識を向けてみてください。もしそうなら、別のことに手をつける前に、まずは今していたことを終わらせましょう。

第11章

その勢いのままで

心理学者で執筆家でもあるロロ・メイ（Rollo May）は、「勇気とは、絶望していないことではなく、むしろ絶望しながらも前に進む力である」と言っています。このことは、とくに小児期トラウマによるC-PTSDをかかえている人にとって、自分の人生に関わり続けるには、心からの決意が必要であることを思い出させてくれます。癒しのプロセスは直線的なものではないので、今もなお、過去の痛みを強く感じることがあるかもしれません。そのため、回復のプロセスは、短距離走ではなくマラソンのようなものだと捉えることが大切です。もっとも重要なのは、日頃から癒しの方法を取り入れて、自分のレジリエンスを高めていくことです。苦痛を伴う症状について、すぐに効果的に対応できるだけでなく、楽しみを感じる力も高めていけるでしょう。

前に進もう

　最後の章では、回復に取り組んできたことで得たものを思い返してみましょう。心と身体の安らぎが得られやすくなったことで、自分のなかの内なる批判者の声が静かになってきたのに気づくかもしれません。おそらく、自分にコンパッションを向けられるようになったり、子ども時代の傷にまつわる恥の気持ちや重荷が軽くなったりしたのではないでしょうか。他者を信用してみようという思いを持つようになったり、友人に対して優しさや愛情を持てるようになったりしたことでしょう。ストレスが高まっても、自信を持って容易に対処できるようになったと思うかもしれません。もしくは、必要なときに自分の境界線を主張することが、以前よりも簡単にできるようになったかもしれませんね。

　トラウマの重荷は、思考や感情だけでなく、身体の緊張や浅い呼吸といったかたちでも表れます。そうなると、人は症状から逃れるすべを考

えられなくなります。本書で紹介した癒しの方法は、自分の身体の感覚に注目したり、身体に触れたりすることで、自由の感覚を取り戻すものです。こうしたソマティックな実践は、日頃から取り組むのが一番効果的だと覚えておいてください。おそらく、こうした癒しの方法に取り組むことで、自分の身体とつながっている感覚が持ちやすくなったり、解離が減ってきたと感じられたりしているのではないでしょうか。苦痛を伴う感覚にうまく対応できるようになり、感情の波に巻き込まれることが減ったことにも気づくでしょう。

　トラウマティックなできごとにまつわる感情や記憶が、自分の一部に留まり続けるのはよくあることだと覚えておいてください。その部分があったからこそ、苦痛な感情や記憶を切り離して生き延びることができたのです。本書では、今ここにいる、おとなである自分の認識を高める方法も紹介しました。おとなとしての自分自身とつながると、頭がクリアに感じられるようになり、自分の直感に沿って内なる知恵を活用できるようになります。こうした練習によって、過去の痛みを伴う記憶を癒す経験をしやすくなったと感じられたのではないでしょうか。

　こうした回復のサインに注目してみると、全体的に、あなたの努力がご自身をより強く成長させたことに気づけるはずです。癒しの方法を練習することで、成長に向けた考えかたに立ち戻り、未来に希望をいだくための力をより強く信じられるようになったことでしょう。そのうち、バランスよく、地に足がつき、人生につながっていると感じられる時間が、さらに長くなってきたことに気づくかもしれません。

苦悩のなかにいるときにやるべきこと

　トラウマからの回復とは、もう二度と感情的な苦悩を感じずにすむと

いう意味ではありません。実際、どれだけがんばっても、症状の一部が残ることを受け入れなければならないかもしれません。これは、あなたが失敗したということではありません。複雑性トラウマの影響は幾層にも重なり、心身の奥深くに留まりやすいということなのです。小児期トラウマから人生を取り戻すには、長い時間をかけて、自分自身に関わり続け、回復のプロセスに取り組まなければならないことを忘れないでください。こう認識しておくことで、あなたが落胆や絶望を感じるのではなく、再び、セルフコンパッションとつながれるようになることを願っています。

　悩んでいるときは、本書を参考にしてください。C-PTSDと回復へのアプローチを知ったことで、自分にとって最良の方法が見つけられたかもしれません。さらに、ある言葉から希望が感じられたかもしれません。必要なときに何度でも読み返せるように、そのページに印をつけておき、ストレスを感じる状況に直面したときには、ここで紹介した癒しの方法に取り組んでください。

　複雑性トラウマから自分を取り戻すという難しい課題には、セラピストによるていねいなガイドも欠かせないことを忘れずに。本書は、思いやりがあって十分なトレーニングを受けたカウンセラーの代わりになるものではありません。ひとりで回復への道を歩むことはできません。小児期トラウマは関係性の傷なので、治療関係においてポジティブな経験をすることは、他者の善良さへの信頼を回復する手助けになります。時間はかかりますが、セラピーは自分自身と自分の痛みを大切にかかえられる力をつけるのに役立つはずです。

　一緒に取り組んでくれるトラウマに理解のあるセラピストを見つけるのが難しければ、幅広い支援の情報にアクセスできる時代に生きていることを思い出しましょう。リモートで支えてくれるセラピストがいるかもしれません。あるいは、トラウマサバイバーのためのコミュニティの

支援グループに参加するのを考えてみてもよいでしょう。C-PTSDの
オンライン・サポートグループもあります。お互いに敬意を払いながら
やりとりできるようなルールが定められたグループを探しましょう。適
切に運営されている集まりに参加することで、孤立感や恥の気持ちがや
わらぎ、「わたしはひとりではない」と思えるようになるでしょう。

おわりに

　先日、公園を散歩していたときのことです。花畑を横切る泥だらけの
道があるのに気づきました。人々の激しい往来で踏み固められた道が、
草花を傷つけていたのです。現在、この花畑の両側にはロープが張ら
れ、公園の管理者がその部分を元の状態に戻しているという看板が立っ
ています。管理者は新しい種をまき、公園に来た人たちに「修復中で新
たな草花を育てているところなので、この区域には入らないでほしい」
と親切に看板で知らせていました。訪れた人たちは美しく建設された木
製の歩道を案内され、草花を傷つけることなく花畑を楽しむことができ
ました。

　これは、回復についてのわかりやすいメタファーです。つまり、過去
に傷つけられたことによって踏みにじられた古い道を歩くのは自制しな
ければなりません。ロープは、自己批判的な考えや自分を傷つける行動
が起こるときに張る境界線のようなものです。看板は、害となる行動を
減らすために、自分の限界を設定する必要性を表しています。新たな草
花を育てるには、長く使われてきたものの最終的には望ましくなかった
道を通らないようにする必要があります。損傷を受けた場所であったと
しても、わたしたちは美を創造することが**できます**。さらに、わたした
ちは新たな道を作らなければなりません。それは、喜び、暖かさ、コン

パッション、愛という力を高めるための道です。

　あなたは、何の種を植えますか？　どんな新たな道を歩もうとしていますか？

文献

Bowen, M.L. (1993) *Family Therapy in Clinical Practice.* Lanham, Maryland: Jason Aronson.

Brach, T. (2004) *Radical Acceptance: Embracing Your Life with the Heart of a Buddha.* New York: Bantam.

Cloitre, M., Courtois, C.A., Ford, J.D., Green, B.L., Alexander, P., Briere, J., and Van der Hart, O. (2012) The ISTSS expert consensus treatment guidelines for complex PTSD in adults. Retrieved from https://www.istss.org/ISTSS_Main/media/Documents/ISTSS-Expert-Consensus-Guidelines-for-Complex-PTSD-Updated-060315.pdf

Fisher, J. (2017) *Healing the Fragmented Selves of Trauma Survivors: Overcoming Internal Self-Alienation.* New York: Routledge. (浅井咲子訳（2020）トラウマによる解離からの回復——断片化された「わたしたち」を癒す. 国書刊行会)

Goleman, D. (2006) *Emotional Intelligence.* New York: Random House.

Hanson, R. (2016) *Hardwiring Happiness: The New Brain Science of Contentment, Calm, and Confidence.* Easton, PA: Harmony Press.

Hayes, S.C. (2005) *Get out of Your Mind and into Your Life: The New Acceptance and Commitment Therapy.* Oakland, CA: New Harbinger. (武藤崇他訳（2010）ACT（アクセプタンス＆コミットメント・セラピー）をはじめる——セルフヘルプのためのワークブック. 星和書店)

Herman, J.L. (1992) *Trauma and Recovery: The Aftermath of Violence from Domestic Abuse to Political Terror.* New York: Basic Books. (中井久夫訳（1999）心的外傷と回復. みすず書房)

Keer, M. (2019) *Bowen Theory̕z's Secrets: Revealing the Hidden Lives of Families.* New York: Norton.

Knipe, J. (2018) *EMDR Toolbox: Theory and Treatment of Complex PTSD and Dissociation.* 2nd ed. New York: Springer. (菊池安希子・大澤智子訳（2019）EMDRツールボックス——複雑性PTSDと解離の理論と治療. 星和書店)

Levine, P. (2010) *In an Unspoken Voice: How the Body Releases Trauma and Restores Goodness.* Berkeley, CA: North Atlantic Books. (池島良子他訳（2016）身体に閉じ込められたトラウマ——ソマティック・エクスペリエンシングによる最新のトラウマ・ケア. 星和書店)

Levine, P. (1997) *Waking the Tiger: Healing Trauma: The Innate Capacity to Transform Overwhelming Experieces.* Berkeley, CA: North Atlantic Books. (藤原千枝子訳（2008）心と身体をつなぐトラウマ・セラピー. 雲母書房)

Linehan, M.M. (1993) *Skills Training Manual for Treating Borderline Personality Disorder*. New York: Guilford. (小野和哉監訳 (2007) 弁証法的行動療法実践マニュアル——境界性パーソナリティ障害への新しいアプローチ. 金剛出版)

Maddi, S.R. (2013) *Hardiness: Turning Stressful Circumstances into Resilient Growth*. New York: Springer.

Maiberger, B. (2009) *EMDR Essentials: A Guide for Clients and Therapists*. New York: Norton.

McGonigal, J. (2015) *SuperBetter: A Revolutionary Approach to Getting Stronger, Happier, Braver, and More Resilient*. New York: Norton. (武藤陽生他訳 (2015) スーパーベターになろう！——ゲームの科学で作る「強く勇敢な自分」. 早川書房)

Ogden, P., Minton, K., and Pain, C. (2006) *Trauma and the Body: A Sensorimotor Approach to Psychotherapy*. New York: Norton. (太田茂行監訳 (2012) トラウマと身体——センサリーモーター・サイコセラピー (SP) の理論と実践. 星和書店)

Ogden, P., and Fisher, J. (2015) *Sensorimotor Psychotherapy: Interventions for Trauma and Attachment*. New York: Norton.

Parnell, L. (2013) *Attachment-Focused EMDR: Healing Relational Trauma*. New York: Norton.

Paulsen, S. (2017) *When There Are No Words: Repairing Early Trauma and Neglect from the Attachment Period with EMDR Therapy*. Scotts Valley, CA: CreateSpace Independent Publishing Platform.

Porges, S.W. (2011) *The Polyvagal Theory: Neurophysiological Foundations of Emotions, Attachment, Communication, and Self-Regulation* New York: Norton.

Rosenberg, S. (2017) *Accessing the Healing Power of the Vagus Nerve: Self-Help Exercises for Anxiety, Depression, Trauma, and Autism*. Berkeley, CA: North Atlantic Books. (花丘ちぐさ訳 (2021) からだのためのポリヴェーガル理論——迷走神経から不安・うつ・トラウマ・自閉症を癒すセルフ・エクササイズ. 春秋社)

Rothschild, B. (2000) *The Body Remembers: The Psychophysiology of Trauma and Trauma Treatment*. New York: Norton. (久保隆司訳 (2009) PTSDとトラウマの心理療法——心身統合アプローチの理論と実践. 創元社)

Scaer, R. (2014) *The Body Bears the Burden*. 3rd ed. New York: Routledge.

Schauer, M., and Elbert, T. (2010) Dissociation following traumatic stress: Etiology and treatment. *Journal of Psychology* 218-2: 109-127.

Schwartz, A. (2017) *The Complex PTSD: A Mind-Body Approach to Regaining Emotional Control & Becoming Whole*. Berkeley, CA: Althea Press.

Schwartz, A., and Maiberger, B. (2018) *EMDR Therapy and Somatic Psychology: Interventions to Enhance Embodiment in Trauma Treatment.* New York: Norton.

Schwartz, A. (1997) *Internal Family Systems Therapy.* New York: Guilford.

Seligman, M.E.P. (2004) *Authentic Happiness: Using the New Positive Psychology to Realize Your Potential for Lasting Fulfillment.* New York: Atria Books.（小林裕子訳（2004）世界でひとつだけの幸せ――ポジティブ心理学が教えてくれる満ち足りた人生．アスペクト）

Shapiro, F. (2018) *Eye Movement Desensitization and Reprocessing (EMDR) Therapy: Basic Principles, Protocols, and Procedures.* 3rd ed. New York: Guilford.

Shapiro, R. (2016) *Easy Ego State Interventions: Strategies for Working with Parts.* New York: Norton.

Siegel, D. (1999) *The Developing Mind: How Relationships and the Brain Interact to Shape Who We Are.* New York: Guilford.

Van der Hart, O., Nijenhuis, E.R., and Steele, K. (2006) *The Haunted Self: Structural Dissociation and the Treatment of Chronic Traumatization.* New York: Norton.（野間俊一・岡野憲一郎監訳（2011）構造的解離：慢性外傷の理解と治療（上）．星和書店）

Walker, P. (2013) *Complex PTSD: From Surviving to Thriving: A Guide and Map for Recovering from Childhood Trauma.* Lafayatte, CA: Azure Coyote.

謝辞

　本書の執筆にあたって欠かせなかった重要な人たちに感謝を伝えたいと思います。まず、カリストメディア社（Callisto Media）とロックリッジ出版社（Rockridge Press）、編集者のセス・シュワルツ（Seth Schwartz）氏による出版計画の構想と支援、助言に対してお礼申し上げます。C-PTSDをかかえる人々、そのご家族やパートナー、そしてセラピストのための情報源を掲載していただいたことにも感謝します。師であるベティ・キャノン（Betty Cannon）氏には、いつもわたしの人生に温かく寄り添い、導いてくださり、感謝しています。最後に、わたしを愛し、わたしの仕事を支えてくれた家族に、心からの感謝を伝えます。

訳者あとがき

　本書は、トラウマの治療を専門とする臨床心理士であるアリエル・シュワルツ博士によるA Practical Guide to Complex PTSD : Compassionate Strategies to Begin Healing from Childhood Trauma（Rockridge Press, 2020）の翻訳であり、複雑性トラウマからの回復に向けた実践ガイドである。2020年1月にPost Traumatic Growth Guidebook（心的外傷後成長ガイドブック）を刊行してから間もない同年5月に出版されたものであり、このほかにもここ数年で複数のトラウマ治療の専門書を執筆しているシュワルツ博士は、現在、米国においてもっとも精力的にトラウマ臨床に取り組んでいる臨床家のひとりといえる。

　日本においてシュワルツ博士の実践は、EMDR（眼球運動による脱感作と再処理法）に関する論文で引用されることが少なくないが、彼女の特徴として挙げられるのは、トラウマ臨床においてソマティック・アプローチとマインドフルネスを基盤にしている点であろう。いずれも、近年、トラウマ臨床において注目されているアプローチであり、トラウマが精神面のみならず身体面に及ぼす影響をふまえて、自分自身の身体感覚に着目し、今この瞬間の経験を感じながら、蓄積された緊張や苦痛をゆるやかに解放していくものである。たしかに、"語られないトラウマ"の共有と対処において、言葉のやりとりや認知的洞察を前提にする精神療法やカウンセリングでは限界があるのは、多くの臨床家と当事者が実感していることだろう。

　ソマティック・アプローチやマインドフルネスの多くは臨床家向けの専門的なトレーニングを要するものだが、トラウマの心理教育とコンパッションからなる本書は、当事者向けの実践ガイドであり、ひとりで読

み進めながらソマティック・アプローチやマインドフルネスを取り入れたセルフケアのスキルを身につけることができる。

　コンパッションとは、日本語では「思いやり」とされるが、自分や他者に対する慈愛や慈悲の念を表すものである。近年、PTSD（心的外傷後ストレス障害）からの回復を支えるものとして重視されており、PTSD治療の構成要素にも取り入れられている。たとえば、PTSDと薬物乱用を併存する人への治療に用いられるリサ・ナジャヴィッツの『PTSD・物質乱用治療マニュアル──シーキングセーフティ』(Najavits, L. (2002)Seeking Safety : A Treatment Manual for PTSD and Substance Abuse. Guilford.［松本俊彦・森田展彰＝監訳（2017）金剛出版］)や、トラウマ臨床の第一人者であるジュディス・ハーマンによるPTSDの心理教育を中心に行うグループプログラム『トラウマ・インフォメーション・グループ（TIG）』(Herman, J.L. et al. (2019) Group Trauma Treatment in Early Recovery : Promoting Safety and Self-Care. Guilford)においても、回復の重要な要素としてコンパッションが含まれている。

　また、本書が扱う小児期トラウマ（childhood trauma）は、子ども時代に長期にわたり養育者から虐待やネグレクトを受けるといった関係性トラウマであり、複雑性PTSDを引き起こしうる。複雑性PTSDは、2019年にICD-11（WHOによる国際疾病分類第11回改訂版）に公式診断として収載されたものだが、かねてよりジュディス・ハーマンらにより、事故や犯罪、災害等による単回性のトラウマと区別するための概念として提唱されており、ヴァン・デア・コークを始めとする多くの専門家がその影響の深刻さを指摘していた。

　解離や対人関係、自己認識、加害者への同一視、絶望感といった各章のトピックスは、関係性トラウマを体験した人にはどれも身近な問題でありながら、しばしば専門家から十分に説明されることがないために、当事者の多くは自分なりに苦労しながら対処していたものと思われる。

　そして、そうした自分なりの対処法が人生を生き抜く智慧や力になる一
方、かえってトラウマ症状を悪化させてしまったり、孤立につながった
りすることも少なくない。日本では、複雑性PTSDの治療を専門とする
臨床家は限られており、複雑性トラウマをかかえる子どもや成人の支援
に携わる実務家の多くが、日々できるだけの対応をしようと努めながら
も、その関わりに苦慮しているのが実情であろう。

　本来、子どもが恐怖を感じたときに、子どもを守り、子どもの安心感
を取り戻すのが養育者の役割である。そのため、関係性トラウマは、恐
怖（terror）によってもたらされる心的外傷だけでなく、自分を守ってく
れるはずの養育者から暴力を受けたり、守ってもらえなかったりしたと
いう裏切り（betrayal）を経験する。その心的外傷は深く、「自分は愛され
ない」「自分には生きる価値がない」「だれも信じられない」という認知
が形成される。この“内なる批判者”たるネガティブなセルフトークこ
そ、幼いときに養育者からかけられた声やまなざしである。

　複雑性トラウマをかかえる人々が心身の不調や社会生活上の困難に悩
まされながらもトラウマの治療やケアの場につながりにくいのは、新た
なつながりへの恐怖や不信感、体調や情緒の不安定さによるだけでな
く、その苦痛が自分にふさわしいかのように自分自身を責め続け、自暴
自棄な行動化のパターンに陥ってしまうためでもある。他者から傷つけ
られたトラウマは、やがて自分自身を傷つけるものになる。トラウマと
ともに生きることは、他者との闘いであるとともに、まさに自分自身と
の闘いであるといえる。だからこそ、トラウマからの回復においては、
他者との安全な関係性を体験するとともに、自分自身に思いやりや愛と
いうコンパッションを向ける必要がある。

　愛されるはずの関係性で傷つけられることは、だれにとっても受け入
れがたい苦痛をもたらす。悲しみ、怒り、絶望、みじめさといった気持
ちを感じないようにして生き延びてきたからこそ、関係性トラウマの回

復においては、自分の傷つきを認め、自分が失ったものを悼むことで、苦しみを癒していくコンパッションが求められる。

*　*　*

コンパッションに焦点をあてた本書のアプローチは、過去のトラウマ記憶の詳細を扱うのではなく、複雑性PTSDの症状やメカニズムを説明する心理教育が中心であり、安全とストレングスを高める対処法を紹介するものである。エビデンス（実証）に基づいた情報と技法を優しくわかりやすい語り口で説明し、安全にできる【癒しの方法】が数多く紹介されているのは、まさに著者の豊かな臨床経験と臨床的知見に根ざしたもので、多くの人がシュワルツ博士のセラピールームを訪れたような安心感を覚えるのではないだろうか。あるいは、たくさんの登場人物のストーリーに共感したり、気づきがあったり、励まされたりするかもしれない。自分を探索する旅のなかで、「ひとりではない」というつながりの感覚が得られたなら、それはきっと癒しや回復の力になるだろう。

そのため、ひとりでも安全に取り組める内容であるが、できればトラウマに理解のある臨床家の助けを得ることが推奨されている。本書の構成は、近年、トラウマ臨床において潮流となっているトラウマインフォームドケア（Trauma Informed Care: TIC）に位置づけられるものである。現在の苦痛と過去のトラウマとのつながりを探り、その結びつきに気づき、適切に対処するスキルを身につける。この「知ること」と「対処すること」がTICの中核的な実践である。各章で紹介されているたくさんの複雑性トラウマのエピソードに自分の体験や状態を重ねながら読み進めることで、読者は少しずつ自己理解を深められるだろう。そして、本書で繰り返し書かれているのは、"選択権を取り戻すこと"——いつ読むか、どんなペースで進めるかを自分で決めるプロセスこそがトラウマの

回復にとって重要だということである。

　関係性トラウマによる断絶や孤立は、他者との関係の溝や壁を表すだけではない。ほかならぬ自分自身の感情や思考、身体や行動、スピリチュアルな部分を切り離し、断片化し、封鎖してしまう。そのため、自分自身に肯定的なまなざしと関心を寄せ、自分を慈しむコンパッションは、個人内のつながりを修復するうえで欠かせないものなのだ。

　コンパッションは、傷つきによって固く痩せてしまった大地に注がれる水のようなものだろう。その土地は草木を育み、さらなる水を求めて根が広がれば、草木は一層、葉を茂らせ、豊かな実をつけていく。コンパッションという泉の水は、傷ついた個人を回復させるだけでなく、その土地に生きるすべての人の癒しと力になる。コンパッションの泉が湧いている社会は、強さと優しさを持ち合わせた社会である。

　トラウマは恥ではないと理解する社会は、傷に向き合う強さを持つ。トラウマを弱さとみなさない社会は、傷をいたわる優しさがある。虐待、DV、性暴力、いじめ、ハラスメント、ヘイトや差別にまつわるトラウマに加え、コロナ禍でより一層、弱者やマイノリティが脆弱な立場に置かれている現代こそ、すべての人と社会全体にコンパッションが求められているといえよう。

　本書の翻訳を勧めてくださり、出版まで丁寧にサポートいただいた金剛出版の藤井裕二さんと弓手正樹さんに、お礼申し上げます。アリエル・シュワルツ博士の著書に感銘を受けていたわたしにとって、とてもうれしく貴重な機会になった。訳出には不十分な点も多いと思うが、原著の出版から2年を待たずに日本語版を出せたことで、トラウマをかかえる人たちに少しでも早く回復へのメッセージが届けられ、また、トラウマ支援の現場で働く仲間と新しい情報を共有できればと願っている。

　また、文中の薬物療法に関する箇所は、大阪精神医療センターの児童

精神科医である花房昌美先生に監修いただいた。読みやすくするために文言の確認や提案をしてくれた大阪大学大学院生の小形美妃さんと小川恵美子さんにもお礼申し上げる。多くの方の協力を得て出版するものだが、翻訳の責任は訳者にある。不適切な箇所があればご指摘いただきたい。

　折しも新型コロナウイルスが確認される直前の2019年11月、わたしは米国ボストンで開催された国際トラウマティック・ストレス学会（ISTSS: International Society for Traumatic Stress Studies）第35回大会に参加し、合間に会場近くのボストン美術館（MFA）を訪れた。国際学会で世界のトラウマ研究の動向を学び、大いに刺激を受けながらも、「どこから取り組めばいいのだろう」と現実の重さに圧倒されそうになっていたときだった。トラウマについて考えながら館内の展示を観ていたとき、思わず立ち止まったのが観音菩薩立像だった。短期間の海外滞在とはいえ、緊張感のある日々のなかで馴染んだアジアの文化に触れた安堵感もあっただろうし、たんに歩きまわって疲れていたせいもあるが、しばらく観音像の前で座り込んでしまった。心地よく、それでいて背筋が正されるような心持ちだった。わたしの悩みは混沌としたままだが、それでも赦されるような穏やかな感覚。見ると、"Bodhisattva of Compassion"とあった。直訳すると、「コンパッションの菩薩」。わたしのささやかな苦難と現実の課題は変わらなくとも、慈しみのまなざしを向けられることで、人は自分のなかにある強さと穏やかさに気づくことができる。トラウマの痛みに寄り添ってくれる存在を（それが神であれ）感じることで、その痛みにあてがうために手を伸ばし、自分と自分の傷を赦せるようになる。そんなトラウマからの回復のイメージが具体化した気がした。そして、帰国してから読んだのが、偶然にもシュワルツ先生の前著作だった。新刊の訳書の話をいただいたときには驚いたが、こうした縁もまたコンパッションがもたらすものかもしれない。

　余談が長くなったが、コロナ禍とその後の世界を思うにつけ、コンパッションの大切さを痛感している。この思いを多くの方々と共有できますように。

2022年3月

野坂祐子

著者略歴

アリエル・シュワルツ（Arielle Schwartz）

公認臨床心理士、EMDR療法コンサルタント、公認臨床トラウマ治療専門家、公認ヨガインストラクターであり、国際的に知られる講演家としても活動。米国コロラド州ボルダーで個人開業をしている。

コロラド州のナロッパ大学にてソマティック心理学の修士号取得、カリフォルニア州のフィールディング大学大学院にて臨床心理学の博士号取得。

主著に、The Complex PTSD Workbook : A Mind-Body Approach to Emotional Control and Becoming Whole (Althea Press, 2016)、EMDR Therapy and Somatic Psychology : Interventions to Enhance Embodiment in Trauma Treatment (W.W. Norton & Company, 2018)、The Post Traumatic Growth Guidebook (Pesi Publishing, 2020) などがある。

あらゆる人が知識によってエンパワーされるべきであるという思いから、講演会、SNS、ブログを通して、メンタルヘルスとウエルネスの最新情報を届けている。

訳者紹介

野坂祐子（のさか・さちこ）

大阪大学大学院人間科学研究科臨床教育学講座教育心理学分野 教授、博士（人間学）。公認心理師・臨床心理士。2004年お茶の水女子大学大学院人間文化研究科人間発達科学専攻博士後期課程単位取得退学。同年、大阪教育大学学校危機メンタルサポートセンター専任講師、2009年同センター准教授を経て、2013年より現所属。専門は発達臨床心理学・トラウマ臨床。

児童福祉領域・教育現場において、虐待・ネグレクトや犯罪被害等によるトラウマの理解と支援に関する研究と臨床実践を行う。主に、性暴力の被害・加害に取り組んでいる。

主著に『トラウマインフォームドケア――"問題行動"を捉えなおす援助の視点』（日本評論社、2019）、『マイ ステップ――性被害を受けた子どもと支援者のための心理教育』（[共著] 誠信書房、2016）など。共訳書に『犯罪被害を受けた子どものための支援ガイド――子どもと関わるすべての大人のために』（金剛出版、2016）、『あなたに伝えたいこと――性的虐待・性被害からの回復のために』（誠信書房、2015）、『性加害行動のある少年少女のためのグッドライフ・モデル』（誠信書房、2015）などがある。

複雑性PTSDの理解と回復

子ども時代のトラウマを癒すコンパッションとセルフケア

2022年4月15日　発行
2024年7月31日　4刷

著　者　アリエル・シュワルツ
訳　者　野坂祐子

発行者　立石正信
発行所　株式会社 金剛出版
　　　　112-0005 東京都文京区水道1丁目5番16号
　　　　電話03-3815-6661　振替00120-6-34848

装丁・本文組版　戸塚泰雄
装画　　　　　　モノ・ホーミー
印刷・製本　　　モリモト印刷

ISBN978-4-7724-1884-3 C3011 ©2022 Printed in Japan

複雑性 PTSD の臨床
" 心的外傷〜トラウマ " の診断力と対応力を高めよう

[編]＝原田誠一

●A5判 ●上製 ●290頁 ●定価 **3,960**円
● ISBN978-4-7724-1812-6 C3011

さまざまな病態の背後にある複雑性 PTSD、
その適切な評価と治療的対応を詳述した
わが国初の本格的な臨床書。

複雑性 PTSD とは何か
四人の精神科医の座談会とエッセイ

[著]＝飛鳥井望 神田橋條治 高木俊介 原田誠一

●四六判 ●上製 ●204頁 ●定価 **2,860**円
● ISBN978-4-7724-1890-4 C3011

『複雑性 PTSD の臨床』の発刊に併せて行われた
四人の精神科医による座談会の記録と書き下ろしエッセイを収録。
複雑性 PTSD に関する最新の正確な知識・経験を読者に提供する。

犯罪被害を受けた子どものための
支援ガイド
子どもと関わるすべての大人のために

[著]＝ピート・ウォリス [監訳]＝野坂祐子 大岡由佳

●A5判 ●並製 ●270頁 ●定価 **3,960**円
● ISBN978-4-7724-1469-2 C3011

いじめ、暴行、傷害、強制わいせつといった
犯罪被害にあった子どもに対して
まわりの大人たちが適切な対応をとるための実践的なガイドブック。

価格は10％税込です。

セルフ・コンパッション 新訳版
有効性が実証された自分に優しくする力

[著]=クリスティン・ネフ
[監訳]=石村郁夫 樫村正美 岸本早苗 [訳]=浅田仁子

●A5判 ●並製 ●334頁 ●定価 **3,740**円
● ISBN978-4-7724-1820-1 C3011

セルフ・コンパッションの実証研究の先駆者である K・ネフが、
自身の体験や学術的知見などを踏まえて解説した一冊。
新訳版で登場！

トラウマセンシティブ・マインドフルネス
安全で変容的な癒しのために

[著]=デイビッド・A・トレリーヴェン
[訳]=渋沢田鶴子 海老原由佳

●A5判 ●並製 ●272頁 ●定価 **3,520**円
● ISBN978-4-7724-1903-1 C3011

「現在にとどまれ」とマインドフルネスは言う。
トラウマは人を「苦痛に満ちた過去に連れ戻す」。
瞑想とトラウマの微妙な関係。

ラディカル・アクセプタンス
ネガティブな感情から抜け出す
「受け入れる技術」で人生が変わる

[著]=タラ・ブラック [訳]=マジストラリ佐々木啓乃

●A5判 ●並製 ●344頁 ●定価 **3,520**円
● ISBN978-4-7724-1960-4 C3011

ダメな部分もいい部分も自分のすべてを受け止めよう。
本書にはその方法とそうすることで人生を変えた
著者自身の経験が綴られている。

価格は10％税込です。

セラピーにおける
トラウマ・センシティブ・ヨーガ
体を治療にもち込む

[著]=デイヴィッド・エマーソン　[監訳]=小林 茂　佐藤愛子

●B5判　●並製　●152頁　●定価 **3,080**円
● ISBN978-4-7724-1973-4 C3011

トラウマによる深い傷を癒すために——
トラウマ・サバイバーが失われた自分の体の感覚に気づき、
そしてみずから自分の体を動かしてゆく。

発達性トラウマ症の臨床

[著]=杉山登志郎

●A5判　●上製　●192頁　●定価 **3,520**円
● ISBN978-4-7724-2044-0 C3011

簡易型トラウマ処理 TS プロトコールを用いて、
発達性トラウマ症・複雑性 PTSD などの困難事例に向き合うための、
最新の実践論集！

愛着トラウマケアガイド
共感と承認を超えて

[監修]=岩壁 茂　[著]=工藤由佳

●A5判　●並製　●240頁　●定価 **3,520**円
● ISBN978-4-7724-2022-8 C3011

幼少期の愛着トラウマを安全基地で癒し、
変わりゆくクライエントをサポートする、
事例と逐語でわかりやすい「トラウマケアガイド」。

価格は10%税込です。